FORSCHUNGSBERICHTE
DES WIRTSCHAFTS- UND VERKEHRSMINISTERIUMS
NORDRHEIN-WESTFALEN

Herausgegeben von Staatssekretär Prof. Dr. h. c. Leo Brandt

Nr. 497

Oberarzt Dr. med. Günter Mußgnug

Chirurgische Abteilung des Knappschafts-Krankenhauses Bottrop/Westf.
Direktor: Prof. Dr. med. C. Blumensaat

Untersuchungen über die Knochenveränderungen
und den Knochenstoffwechsel beim Sudeck-Syndrom

Als Manuskript gedruckt

Springer Fachmedien Wiesbaden GmbH

ISBN 978-3-663-03837-5   ISBN 978-3-663-05026-1 (eBook)
DOI 10.1007/978-3-663-05026-1

Forschungsberichte des Wirtschafts- und Verkehrsministeriums Nordrhein-Westfalen

Gliederung

I. Einleitung .... S. 5

II. Zusammengefaßte Darstellung der bisherigen Befunde ..... S. 6

    1. Pathologisch - anatomische Veränderungen im Knochen während der SUDECKschen Dystrophie .... S. 6

    2. Ursachen der feingeweblichen Veränderungen .... S. 7

    3. Zusammensetzung der anorganischen Knochenmatrix ..... S. 9

    4. Mechanismus der Mineralablagerung im Knochen .... S. 12

III. Problemstellung .... S. 14

IV. Versuchsmethodik und Vorversuche .... S. 16

V. Durchführung der Versuche und Versuchsergebnisse ..... S. 23

VI. Eingehende Diskussion der Versuchsergebnisse .... S. 27

VII. Schlußfolgerungen .... S. 41

VIII. Literaturverzeichnis .... S. 42

I. Einleitung

Im Jahre 1900 beschrieb Paul SUDECK ein später nach ihm benanntes Krankheitsbild, das mit röntgenologischen Veränderungen des Knochens einherging und zunächst als "Knochenatrophie" bezeichnet wurde. Zahlreiche Arbeiten der folgenden Jahrzehnte beschäftigten sich mit der Natur und den Ursachen dieser Knochenveränderungen, die vorwiegend nach Traumen, Schußverletzungen, Operationsinsulten, unspezifischen Entzündungen der Knochen, Weichteile und Gelenke, Verletzungen der peripheren Nerven, durch Kälte, Hitze, Strahlenschädigungen usw. auftreten.

Erst nach dem Kriege wurde die vorwiegend auf das Skelett beschränkte morphologische durch eine funktionelle Betrachtungsweise abgelöst, die es erlaubte, die komplexen Ursachen dieses Krankheitsbildes, seine Verlaufsformen, die gradmäßig verschiedene Beteiligung der Weichteile und Knochen usw. näher zu definieren. Aus der "SUDECKschen Knochenatrophie" wurden das "SUDECK - Sydrom" oder die "SUDECK - Dystrophie", wobei die Namensänderung die Anpassung an die modernen Postulate der medizinischen Forschung wiederspiegelt.

Wir haben uns in unserer Klinik bemüht, durch verschiedene Arbeiten zur Pathogenese und Therapie des SUDECK - Syndroms einige Beiträge zu liefern (BLUMENSAAT, MUSSGNUG, MUSSGNUG u. RODECK, WÖLZ, BIRKENFELD). Darüber hinaus ist es das Verdienst BLUMENSAATS, die theoretischen und praktischen Auswirkungen der neuen Anschauungen in einer umfassenden Monographie umrissen und eine Abgrenzung dieses Syndroms innerhalb der allgemeinen Nosologie herbeigeführt zu haben.

Aus diesem Grunde sei es erlaubt, die heute gültige Definition des SUDECK-Sydroms von BLUMENSAAT wörtlich zu zitieren:

> "Das SUDECK - Syndrom ist eine Erkrankung des ganzen Menschen mit im Vordergrund stehenden örtlich-peripheren Symptomen. Unter dem peripheren SUDECK - Syndrom versteht man die Summe der klinischen, röntgenologischen und mikroskopischen Erscheinungen eines dystrophischen Geschehens an allen Geweben eines Gliedmaßenabschnittes, einer ganzen Extremität oder gliedmaßennaher Teile des Rumpfes (Schulter, Becken), welches als formal stets gleiche, gradmäßig wechselnde Reaktion auf verschiedenartige exogene und endogene, periphere und (oder) zentrale Ursachen infolge einer neurohormonalen Regulationsstörung entstehen

kann. Vorbedingung dafür ist eine individuelle Bereitschaft. Trotz weitgehender Kenntnisse ist die Pathogenese des SUDECK - Syndroms noch nicht restlos geklärt".

Aus dieser Begriffsbestimmung geht eindeutig hervor, daß die Veränderungen an den Weichteilen eine größere Beachtung als die der Knochen verdienen, weil hier die Anzahl der beteiligten Gewebe (Muskulatur, Sehnen, Gelenkkapseln, Haut und Anhangsgebilde) größer ist, die Krankheitserscheinungen sich früher und intensiver manifestieren und nicht zuletzt die Weichteile für die Spätfolgen und irreparablen Schädigungen in erster Linie verantwortlich sind.

Wenn es trotzdem in dieser Arbeit unternommen wird, die Vorgänge im Knochen während einer Dystrophie näher zu analysieren, so bedeutet diese Konzeption eine konsequente Weiterführung unserer bisherigen Untersuchungen und den Versuch einer erweiterten, funktionellen Deutung dieser Knochenveränderungen auf Grund eigener Versuche unter kritischer Verwertung der nach anderen Gesichtspunkten gewonnenen Ergebnisse der modernen Stoffwechselphysiologie und -pathologie des Skeletts. Diese allgemeine Problemstellung verlangt über das übliche Maß hinaus eine Erläuterung der bisherigen Ergebnisse, um für die eingehende Diskussion der teilweise sehr verwickelten Verhältnisse und der gezogenen Schlußfolgerungen eine genügend breite Ausgangsbasis zu schaffen.

II. Zusammengefaßte Darstellung der bisherigen Befunde

1. Die pathologisch - anatomischen Veränderungen im Knochen während der SUDECK - Dystrophie

Die pathologisch - anatomischen Veränderungen im Knochen während der SUDECK - Dystrophie sind uns durch die Arbeiten von RIEDER, POMMER, CHIARI, HERFAHRT, FRIEDL und SCHINZ, ROUX, EXNER, REMÉ, MAURER, FREUDIGER u.a. (nach BLUMENSAAT) bekannt. Diese histologischen Befunde lassen sich dahin zusammenfassen, daß etwa 8 Tage nach dem Beginn der Erkrankung neben einer starken Blutüberfüllung der Knochen- und Periostgefäße eine Verschmälerung der Knochenbälkchen, eine Erweiterung der Markräume und der Haversschen Kanäle zu beobachten sind. Diese resorptiven Vorgänge werden durch eine lebhafte Osteoklastentätigkeit ausgelöst, in die sich osteoklastische Riesenzellen einschalten. Die entstehenden Zerfallsräume werden durch mesenchymale Zellreaktionen mit Granulationsgewebe ausgefüllt; gleichzeitig beginnt das Bindegewebe der Haversschen Kanäle und das Retikulum der Markräume zu wuchern. Der reine Abbauvorgang wird nach etwa 4 Wochen durch beginnende Knochenanbauvorgänge infolge Osteoblastenneubildung vermischt. Es entstehen osteoide Säume mit geringer oder ganz fehlender Verkalkungsneigung. Trotzdem überwiegt nach wie vor der Abbau den Anbau.

Die gleichen Vorgänge wie in der Rindenschicht spielen sich praktisch auch in der Spongiosa ab, in der das Fettmark durch fibröses Granulationsgewebe verdrängt wird. Die Spongiosabälkchen werden dünner oder ganz abgebaut und später vielfach durch osteoides Gewebe mit kleinen Verkalkungsherden ersetzt.

Die geschilderten feingeweblichen Bilder lassen nach RIEDER und FEREUDIGER durchaus eine Unterscheidung zwischen dem Knochenumbau bei der SUDECK schen Dystrophie und infektiösen Knochenprozessen zu.

Werden die Umbauvorgänge nicht in eine Reparationsphase gelenkt, findet ein Übergang in die sog. Endatrophie, d.h. den Zustand einer Defektheilung, statt, die durch eine dünne Rindenschicht, weite Markräume, verminderte Zelltätigkeit charakterisiert ist, ein Zustand, der röntgenologisch keine Differenzierung gegenüber anderen osteoporotischen Knochenveränderungen mehr erlaubt.

2. Ursachen der feingeweblichen Veränderungen

Die pathologisch - anatomischen Vorgänge im Knochen, die sich beim voll ausgebildeten Syndrom auch im Röntgenbild an der charakteristischen fleckigen Entschattung erkennen und diagnostizieren lassen, werfen eine Reihe von ursächlichen Fragen auf. Übereinstimmend werden als Ursachen der Entschattung und Entkalkung des Knochens eine Acidose, Anoxie und Hyperämie angenommen, wobei eine genaue Differenzierung der Hyperämie (aktiv, stauungspassiv, prästatisch) für unsere Fragestellungen zunächst keine nennenswerte Rolle spielt. Die entkalkenden Eigenschaften der Acidose wurden durch RIEDER und HOFMEISTER in Durchströmungsversuchen mit CO_2-gesättigtem Blut experimentell bestätigt und als weitere Gründe für die Decalcifizierung die verschiedenen Löslichkeitsgrade der Ca-Ionen in Abhängigkeit von dem pH-Wert nach der Formel von RONA-GYÖRGY und eine anoxämische Schädigung der Knochenzellen von BOLLIGER angenommen.

Da die SUDECKsche Dystrophie sich im Knochen besonders an den mit Blutgefäßen ausgezeichnet versorgten metaphysären Abschnitten abspielt, und die Ab- und Umbauvorgänge erhebliche Anforderungen an die Stoffwechselleistung des Knochens stellen, richtete sich das Hauptaugenmerk zunächst auf die Blutgefäße des Knochens, die praktisch als Übermittler des gesamten Stoffaustausches fungieren. Die bereits genannte (Stauungs-) Hyperämie ist jedoch der einzige Grund, der von seiten des Knochenblutgefäßsystems als ursächlicher Faktor angenommen werden kann, da bei kritischer Sichtung der in der Literatur auffindbaren Hinweise über die Blutgefäße des Knochens keine motorischen Funktionen der Knochengefäße, keine arterio-venösen Anastomosen und wahrscheinlich auch keine nennenswerten direkten nervalen Einflüsse auf die Gefäßweitenänderung angenommen werden können. Die Besonderheiten des anatomischen Aufbaues der Knochengefäße erschweren somit die Deutung der Befunde erheblich und rücken die modernen Gesichtspunkte über den Stoffaustausch im Knochen immer mehr in den Vordergrund, da sie geeignet erscheinen, unsere beim SUDECK - Syndrom in dieser Hinsicht noch lückenhaften Kenntnisse wertvoll zu ergänzen. Denn daß beim SUDECK - Syndrom eine Störung des Knochenmineralstoffwechsels vorliegt, beweisen eindeutig die Röntgenbilder, weil nach GRASHEY und anderen Untersuchern eine Demineralisation des Knochens sich nur bei erheblicher Verminderung des Kalkgehaltes röntgenologisch demonstriert.

Während bei vielen Knochenerkrankungen Störungen des Mineral-, insbesondere des Phosphor-Kalkstoffwechsels nachgewiesen werden konnten, stehen derartige Untersuchungen beim SUDECK - Syndrom noch aus, wenn auch BLUMENSAAT durch Analogieschlüsse aus der allgemeinen Knochenpathologie die fehlenden experimentellen Ergebnisse bereits weitgehend vorausgesagt hat. Er folgerte auf der Grundlage des Osteoporose-Schemas von UEHLINGER, daß die drei Formen der Osteoblasten - Osteoporose, Osteoid - Osteoporose und Osteoklasten - Osteoporose beim SUDECK - Syndrom alle nebeneinander vorliegen, und somit mehrere Ursachen mit vorwiegend örtlichen Faktoren im Vordergrund stehen, wobei eine lokale Störung des Säure - Basengleichgewichts und eine Osteoblastenschädigung den höchsten Grad an Wahrscheinlichkeit in sich bergen. Vergegenwärtigt man sich ferner, daß ein Osteoblasten - Versagen auch bei einer Hypoplasie des ganzen Mesenchyms (Beispiel: Osteogenesis imperfecta) vorkommt, "so ergeben sich wichtige Beziehungen zum SUDECK als einer vorwiegend mesenchymalen Reaktion, die ihren Ausdruck möglicherweise auch in einer zeitlichen Funktionsschwäche der Osteoblasten findet" (BLUMENSAAT).

3. Zusammensetzung der anorganischen Knochenmatrix

Die Ursachendeutung auf Grund der pathohistologischen Befunde berücksichtigt nur einen Teil der sich im Knochen, vorwiegend an der organischen Matrix, abspielenden Vorgänge. Aus diesem Grunde ist die Einbeziehung der Untersuchungen über den Aufbau und den Stoffwechsel der anorganischen Matrix zum weiteren Verständnis unerläßlich, zumal in den letzten Jahren zahlreiche Veröffentlichungen vorwiegend amerikanischer Autoren über den Calcium- Phosphorumsatz im Knochen und über den Einbau der Knochenmineralien erschienen sind, die bisher noch nicht im Zusammenhang mit dem SUDECK-Syndrom behandelt wurden.

Das Knochengewebe zeichnet sich durch seine Härte, Formbeständigkeit und Stabilität aus, eine Folge der in großer Menge im Knochen abgelagereten Mineralsubstanz, die 50 % des Frischgewichtes ausmacht, zu denen noch 30 % organische Matrix und 20 % Wasser hinzukommen.

An der Knochenform sind die organische Grund- und die anorganische Hartsubstanz in gleicher Weise beteiligt, denn durch Glühen oder Kochen mit Alkali - Glycerin wird die organische Substanz zerstört, wobei ein spröder Knochen ohne Elastizität ensteht, während nach Herauslösen der Mineralstoffe durch verdünnte Säuren ein nur aus organischer Substanz bestehender, biegsamer, jedoch formbeständiger Knochen vorliegt, der lediglich seine Härte und Druckfestigkeit eingebüßt hat.

Während der Knochenentwicklung steht die organische Matrix im Vordergrund, wobei die Osteoblasten eine organische Interzellularsubstanz abscheiden, die durch sekundäre Kalksalzablagerung verknöchert.

Werden Skelettanteile nach Zerstörung der organischen Substanz durch Kochen mit Alkali - Glycerin einer Mineralstoffanalyse unterworfen, erhält man gut vergleichbare Werte für Calcium. Phosphat und Carbonat in einem aufgerundeten Verhältnis von 10 : 6 : 1. Ausgedehnte Untersuchungen über die Mineralbestandteile der Knochen verdanken wir vor allem KLEMENT, dessen Analysenergbnisse die folgende Tabelle zeigt. Auffallend ist dabei die Konstanz der Mineralwerte beim Menschen und verschiedenen Tieren sowie der aufgerundeten Verhältniszahlen.

Material	Ca	PO_4	CO_3	Mg	Na	K
12 Rinderknochen (1)	34,68	47,40	5,15	0,52	0,43	0,09
7 Menschenknochen (2)	35,09	46,50	5,69	0,36	0,44	0,07
14 Fische, Amphibien, Vögel, Säugetiere (3)	36,38	49,78	6,26	0,61	-	-
Künstliche organische Knochensubstanz (4)	32,80	44,53	5,06	0,50	0,36	0,07

Verhältniszahlen			
Material	Ca	PO_4	CO_3
(1)	1	0,576	0,099
(2)	1	0,559	0,108
(3)	1	0,577	0,115
(4)	1	0,571	0,103

Neben Calcium, Phosphat und Carbonat enthält die anorganische Knochensubstanz noch Magnesium, Natrium, Kalium, Eisen und Citrat in verhältnismäßig konstanten Mengen. Größere Schwankungen zeigt nur der Carbonatgehalt. Postuliert man, daß ein Teil des Carbonats als Alkali - Carbonat und ein größerer Anteil als Calcium - Carbonat vorliegt, so errechnet man einen Überschuß basischer Äquivalente, der als die wesentliche anorganische Knochengrundsubstanz ein basisches Calcium - Phosphat in Form eines sog. Hydroxylapatits nach der Summenformel

$$\left[Ca_3(PO_4)_2\right]_3 \cdot Ca(OH)_2 = Ca_{10}(PO_4)_6 \cdot (OH)_2$$

erscheinen läßt (KLEMENT, JONG, SCHÜTTE). Eine wesentliche Stütze für das Vorliegen eines Hydroxylapatits bilden die vergleichenden Röntgendiagramme, wie die folgende Abbildung (nach KLEMENT) demonstriert. Sie zeigt eine gute Übereinstimmung zwischen natürlicher und künstlicher anorganischer Knochengrundsubstanz.

Die Annahme einer Apatitstruktur hat den höchsten Grad an Wahrscheinlichkeit für sich, obwohl immer wieder auf Grund verschiedenartiger proportionaler Lösungsverhältnisse zwischen Calcium, Phosphat und Carbonat

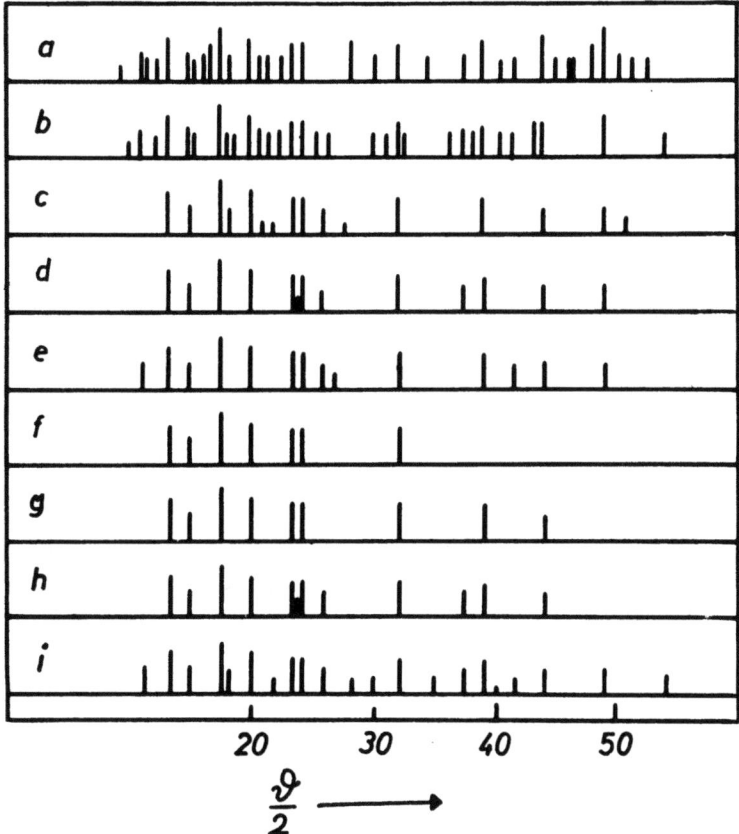

Abbildung 1

Röntgendiagramm der Skelettsubstanz (KLEMENT)

a) Tertiäres Calcium-Phosphat (Vergleich)
b) Hydroxylapatit (rein)
c) Rind
d) Mensch
e) Taucher (Colymbus stellatus)
f) Goldbarsch
g) Menschenhaizahn
h) Lingula
i) künstliche anorganische Skelettsubstanz

an das Vorliegen von tertiärem Calcium - Phosphat und Calcium - Carbonat in Mischform gedacht wurde (BRANDENBERG und SCHINZ, BRASSEUR und DALLEMAGNE, BREDIG, BALE und HODGE, MÖLLER und TRÖMEL, MORGULIS, SOBEL u.a.).

Dagegen sprechen der fehlende Nachweis von Calcium - Carbonat in Röntgendiagrammen, die Ergebnisse eingehender Untersuchungen mit radioaktivem Phosphor und Calcium (NEUMANN) und die Austauschbarkeit der Hydroxylionen durch Fluorionen mit Übergang von Hydroxyl - in Fluorapatit, die isomorph sind (KLEMENT). HENDRICKS und HILL nehmen deshalb an, daß an die

Kristalle des Hydroxylapatits durch Adsorption Calcium, Magnesium, Natrium, Kalium, Bicarbonat, Phosphat und Citrat angelagert werden.

4. Mechanismus der Mineralablagerung im Knochen

Die Einlagerung der Apatitkristalle erfolgt in der Grundsubstanz des Knochens, organische und anorganische Matrix treten dabei in eine ständige Wechselbeziehung. Wenn die Fibrillen der Grundsubstanz auch wahrscheinlich selbst keine Mineralien einlagern (SCHÜTTE), üben sie wohl doch auf das Wachstum der Kristalle einen richtenden Einfluß aus, da die typische Anisotropie der kollagenen Fasern im polarisierten Licht auch nach Herauslösen der organischen Substanz in Dünnschliffen, wenn auch unter umgekehrten Vorzeichen, erhalten bleibt. In elektronenmikroskopischen Untersuchungen sahen ROBINSON und WATSON (nach SCHÜTTE) an den dunklen Querbändern der kollagenen Fibrillen eine besondere optische Dichte, die wahrscheinlich Orte einer stärkeren Ionenkonzentration innerhalb des BEARschen Kollagenmodells und damit Kristallisationszentren darstellen.

An den Kristallisationszentren kommt es durch verschiedene Mechanismen zur Aufnahme des anorganischen Knochenminerals und Bildung der Apatitmikrokristalle wie eingehende Untersuchungen mit markiertem Phosphor und Calcium insbesondere durch amerikanische Autoren wie HODGE, NEUMAN, FALKENHEIM, MANLY, RILEY, MULRYAN und MAIN ergaben, deren Ergebnisse WOYTA eingehend referierte.

Diese Autoren untersuchten die Mineralisierung des Knochens und Knorpels vor allem durch in vitro Versuche mit dem hypertrophischen Epiphysenknorpel rachitischer Ratten, die den Vorteil bieten, daß die meisten Vorgänge getrennt erfaßt werden können.

Die wesentlichen Stoffe des Knochenminerals sind Calcium- und Phosphationen. Die Calcium- ist die Vorbedingung für die Phosphataufnahme, ein Vorgang der thermostabil und damit fermentunabhängig abläuft, wobei jedoch der Calciumacceptor durch andere Kationen blockiert, aber durch hohe Calciumkonzentrationen wieder regeneriert werden kann.

Erhebliche Schwierigkeiten in der Deutung der Bilanzversuche mit P^{32}, die die Abbildung 2 veranschaulicht, verursachten die hohen Phosphoraktivitäten des Skeletts, und die HODGE, MANLY, ARMSTRONG, NEUMAN, MULRYAN, FALKENHEIM u.a. dadurch erklärten, daß der erhebliche Phosphorverbrauch durch oberflächenchemischen Ionenaustausch zustande kommt, der einem avitalen, rein physikalisch-chemischen Vorgang entspricht, dem 2. Hauptsatz der Wärmelehre folgt und durch die Kristallstrukturen und Gitterkräfte zu einem Austauschergleichgewicht führt, das sich an der "inneren Oberfläche" des Knochens einstellt (vgl. auch WOJTA). Die Abbildungen 3 und 4 veranschaulichen die sich einstellenden Austauschergleichgewichte bei radioaktivem Phosphor und Calcium. Ungeklärt bleiben dabei die hohen Phosphatkonzentrationen in Anwesenheit hoher Calciummengen, die nach dem Gesetz der DONNAN - Verteilung nicht möglich sind.

Als "innere Oberfläche" des Knochens sind danach nicht nur die Kapillar- und Knochenzelloberflächen, sondern auch die Grenzflächen zwischen den Mikrokristallen und der anorganischen Zwischensubstanz der Knochen anzusehen, an der sich feste und flüssige Phase der Apatitkristalle und des Löslichkeitsproduktes gegenübertreten. Diese innere Oberfläche stellt eine außerordentliche Vergrößerung der Austauschfläche für alle Stoffwechselprozesse dar und erklärt die Möglichkeit für ein lebhaftes Stoffwechselgeschehen auch ohne Berücksichtigung der Knochenblutgefäße. Leider ist das für alle Betrachtungen so wichtige Löslichkeitsprodukt, aus dem das Knochenmineral letztlich ausfällt, noch von Hypothesen umgeben.

Faßt man die hier nur angedeuteten, in der erwähnten Literatur jedoch eingehend dargestellten Vorgänge zusammen, so ergeben sich für die Einbauvorgänge des Knochenminerals mehrere Möglichkeiten, die sich in avitale rein physikalisch-chemische Oberflächenprozesse mit Herstellung eines Austauschergleichgewichtes zwischen flüssiger und fester Phase und vitale, auf organische Verbindungen und Fermente angewiesene Vorgänge unterteilen lassen. Der rein anorganische Vorgang überwiegt bei allen Knochenstoffwechselprozessen, die zu keiner Substanzvermehrung des Knochens führen, während beim wachsenden Knochen die Tätigkeit der organischen Matrix, der Osteoblasten, der Fermente, insbesondere der Phosphatasen, im Vordergrund stehen. Die vitalen und avitalen Vorgänge greifen dabei wohl so ineinander, daß die Grundsubstanz einen Calciumacceptor, einen "lokalen Faktor" im Sinne McLEANS bildet, der Calcium bis zu einem Mehrfachen der Plasmakonzentration anzureichern vermag und dessen Verknöcherung durch einen rein anorganischen Prozeß zu Ende geführt werden kann (vgl. auch SCHÜTTE).

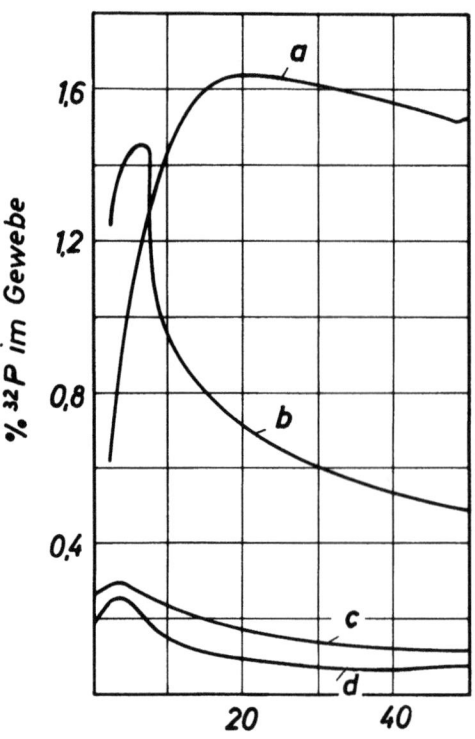

Abbildung 2

Zeitlicher Verlauf der Verteilung von ^{32}P in verschiedenen

Organen (nach WOJTA)

a = Knochen   c = Muskel

b = Leber   d = Blut

III. Problemstellung

Betrachten wir diese bis in die Feinstrukturen reichenden, verwickelten Verhältnisse, so ergeben sich zahlreiche Störungsmöglichkeiten des Knochenstoffwechsels und des Mineralisierungsvorganges. Da die pathohistologischen Bilder bei den verschiedenen Knochenerkrankungen oft nur geringe Unterschiede infolge einer Monotonie der Reizantworten des Knochengewebes aufweisen, darf man von der Einbeziehung der Stoffwechselprozesse in die spezielle Betrachtung eine wesentliche Erweiterung unserer bisherigen Kenntnisse erwarten.

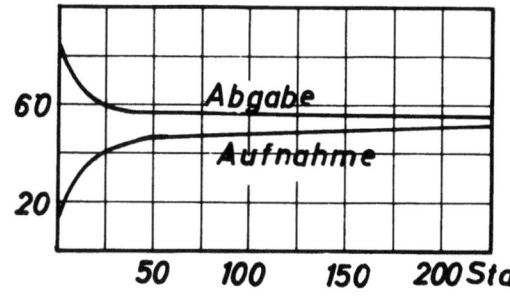 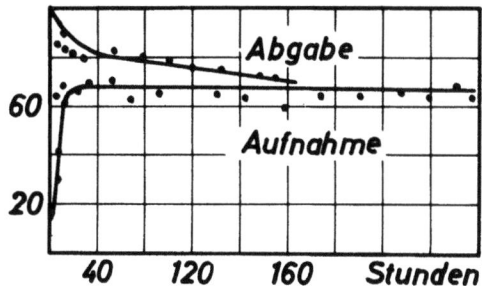

Abbildung 3   Abbildung 4

Reversibilität des Austausches bei Knochenpulver (nach WOJTA)
links mit ^{32}P   rechts mit ^{45}Ca

Die feingeweblichen Untersuchungen bei der SUDECKschen Dystrophie ließen noch zahlreiche Fragen über die Natur der Knochenveränderungen und die sich dabei abspielenden Vorgänge offen. Wir versuchten deshalb, durch folgende Fragestellungen zu einer erweiterten Deutungsmöglichkeit der sich beim SUDECK - Syndrom abspielenden Knochenveränderungen zu gelangen:

1. Wie sind die bei der SUDECKschen Dystrophie im Röntgenbild erkennbaren Strukturveränderungen im Knochen zu deuten?

2. Sind diese Vorgänge lokal begrenzt oder führen sie zu experimentell faßbaren Verschiebungen im allgemeinen Elektrolythaushalt des Organismus?

3. Werden bei der SUDECKschen Dystrophie die Vorgänge der anorganischen Mineralsierungsphase beeinflußt oder ruft die Erkrankung

4. eine Störung innerhalb der organischen Matrix, im Fermentgeschehen, insbesondere der Phosphataseaktivität oder eines anderen Steuerungsmechanismus des Mineralhaushaltes hervor?

5. In welchem Umfang sind die Knochenblutgefäße bei den Veränderungen am Skelett beteiligt?

6. Wie lassen sich die Vorgänge im Knochen während einer SUDECKschen Dystrophie in zusammenfassender Sicht deuten und wie sind

7. diese Vorgänge mit den modernen Anschauungen über die Pathogenese und Ätiologie dieses Syndroms in Einklang zu bringen?

IV. Versuchsmethodik und Vorversuche

Zur Beantwortung dieser Fragen führten wie zunächst Bestimmungen der wichtigsten Plasmaelektrolyte, nämlich des Calciums, Kaliums, Natriums und des anorganischen Phosphors durch.

Die Vielzahl der bisher angegebenen Methoden zur Bestimmung von Natrium, Kalium, Calcium und Phosphor beweist, daß einfache Standardmethoden zur Elektrolytbestimmung im Plasma fehlen, denn die bisher angegebenen gravimetrischen, titrimetrischen und kolorimetrischen Bestimmungsverfahren erfordern alle komplizierte Aufarbeitungsvorgänge mit Fällungsreaktionen, um die zu bestimmenden Elemente in eine geeignete Nachweisform bringen und störende Einflüsse durch andere anorganische Stoffe ausschalten zu können.

Wenn auch für den Knochenstoffwechsel vorwiegend Calcium und Phosphor entscheidend sind, haben wir dennoch Natrium und Kalium sowie Kochsalz in unsere Untersuchungen einbezogen, weil durch die im Blut vorhandene Isoionie sich diese Elemente in einem intra- und extrazellulären Gleichgewichtszustand befinden, der durch wechselnde Knozentrationsgefälle und Diffusionsvorgänge aufrechterhalten wird, so daß unabhängig vom SUDECK - Syndrom vorhandene Störungen dieser Wechselbeziehungen bei alleiniger Bestimmung des Calciums und Phosphors zu Fehlschlüssen führen können und exakte Aussagen unmöglich machen.

Aus diesem Grunde war ein in Reihenuntersuchungen rasch durchführbares Verfahren zur Bestimmung von Natrium, Kalium und Calcium erforderlich (Phosphor läßt sich in der von uns angegebenen flammenphotometrischen Methode nicht erfassen), das auf geringe Serummengen mit genügender Genauigkeit und guter Reproduzierbarkeit ansprach. Wirtschaftlicher als die bereits erwähnten gravimetrischen und volumetrischen Nachweisverfahren arbeiten die flammenphotometrischen Methoden, deren Zuverlässigkeit für nichtmedizinische Zwecke bereits mehrfach erwiesen werden konnte. Es erschien daher lohnend, den dieser Methode innewohnenden Vorzügen nachzugehen, sie für medizinische Analysen zu erweitern und eine geeignete Schnellmethode für den oben angegebenen Zweck zu entwickeln[*].

---

[*] Ich danke auch an dieser Stelle Herrn Dipl.-Chem. Werner SCHMITZ, Essen, für die wertvolle Mithilfe bei der Ausarbeitung der Versuchsmethodik

Forschungsberichte des Wirtschafts- und Verkehrsministeriums Nordrhein-Westfalen

Entsprechende flammenphotometrische Methoden wurden bereits von RIEHM, SCHUHKNECHT, RAUTENBERG und KNIPPENBERG, DUNKER, HÜBENER, MAURER und WALTHER u.a. angegeben.

Die flammenphotometrischen Methoden zeichnen sich durch einfache Handhabung und Schnelligkeit aus. Dabei wird die zu untersuchende Lösung fein vernebelt, der Flüssigkeitsnebel mit einem brennbaren Gas gemischt und das Gasgemisch verbrannt. Das von der Flamme emittierte Licht wird entweder prismatisch oder durch Interferenzfilter zerlegt und die isolierte Strahlung mit Photozellen oder Photoelementen gemessen.

SCHUHKNECHT unterteilt die spektrochemischen Methoden, die zur Anregung der Lichtemission die Flamme benutzen in flammenspektrographische, -spektroskopische und -photometrische. Diese Gliederung basiert auf der zur Isolierung der Spektrallinie und den zur Messung ihrer Intensität benutzten Anordnungen. Bei der Flammenspektrographie wird die von der Flamme emittierte Strahlung durch Monochromatoren zerlegt, das Spektrum photographiert und die Schwärzung der Linie photometriert. Die Flammenspektrometrie vermeidet den Umweg über die photographische Platte und mißt die Intensität der Spektralinie direkt mit Sekundärelektronen vervielfacht in Verbindung mit geeigneten Elektrometern. An Stelle kostspieliger Monochromatoren finden bei der Flammenphotometrie Glas- oder Interferenzfilter Verwendung, die mehr oder weniger enge Durchlaßbereiche besitzen. Die vom Filter durchgelassene Strahlung wird im allgemeinen mit Sperrschichtzellen und empfindlichen Galvanometern gemessen.

Seitdem diese optisch - analytischen Methoden als quantitative Bestimmungsverfahren angewendet werden, stellt die Ablenkung der Werte durch die Gegenwart anderer Substanzen ein viel diskutiertes Problem dar, das besonders bei medizinischen Untersuchungen in den Vordergrund rückt, weil im Serum oder Plasma immer mehrere Elektrolyte nebeneinander vorliegen. Während jedoch bei der flammenspektographischen oder -spektroskopischen Bestimmung die monochromatische Strahlung der Nachweislinie zuzüglich des auf sie entfallenden Flammenuntergrundes - der durch Korrektur weitgehend eliminiert werden kann - gemessen wird, gelangen bei der Flammenphotometrie außer der monochromatischen Strahlung noch Anteile des Spektrums zur Messung, die vom Filter durchgelassen werden. Auf flammenphotometrischem Wege können daher nur solche Elemente direkt bestimmt werden, bei denen im Durchlässigkeitsbereich des Filters weder Banden noch Linien anderer

Forschungsberichte des Wirtschafts- und Verkehrsministeriums Nordrhein-Westfalen

Elemente auftreten. Bei der Untersuchung des Serums lassen sich nach unseren Ergebnissen diese Bedingungen hinreichend genau erfüllen, so daß diese Aufgabe auf flammenphotometrischem Wege besonders schnell und einfach zu lösen ist, wie wir bei etwa 1000 Einzelmessungen feststellen konnten.

Für die Untersuchungen wurde das Flammenphotometer Modell V der Firma Dr. B. Lange, Berlin, verwendet, das mit Interferenzfiltern und einem Selenphotoelement ausgerüstet ist. Der Photostrom wird verstärkt und mit einem einfachen Milliampèremeter gemessen. Als Brenngas wurde zunächst Leuchtgas verwendet. Zur Klärung der günstigsten Untersuchungsbedingungen dienten folgende Bezugslösungen:

1. Natriumchloridlösung, im Liter 0,5083 g bei $150°$ getrocknetes NaCl (p.a.) enthaltend. 100 ml dieser Lösung wurden mit destilliertem Wasser auf 1000 ml aufgefüllt. 1 ml dieser Lösung entspricht 0,02 mg Na (1 ml Serum enthält durchschnittlich 3 mg Na).

2. Kaliumchloridlösung, im Liter 0,1907 g bei $105°$ C getrocknetes KCl (p.a.) enthaltend. 100 ml dieser Lösung wurden mit destilliertem Wasser auf 500 ml aufgefüllt. 1 ml dieser Lösung entspricht 0,02 mg K (1 ml Serum enthält durchschnittlich 0,2 mg K).

3. Calciumchloridlösung, im Liter 1,4983 g bei $105°$ C getrocknetes $CaCO_3$ (p.a.) und 20 ml konzentrierte Salzsäure enthaltend. Das Calciumcarbonat wurde zunächst mit wenig destilliertem Wasser und der angegebenen Salzsäuremenge gelöst und dann die Lösung solange gekocht bis das in Freiheit gesetzte Kohlendioxyd ausgetrieben war. Anschließend wurde die Lösung auf $20°$ C abgekühlt und 100 ml mit destilliertem Wasser auf 1000 ml aufgefüllt. 1 ml dieser Lösung entspricht 0,06 mg Ca (1 ml Serum enthält durchschnittlich 0,1 mg Ca).

In Abbildung 5 sind die Ergebnisse analytischer Untersuchungen aufgeführt, die die Abhängigkeit des Meßwertes vom eingestellten Gas- und Preßluftdruck darlegen. Bei diesen Untersuchungen wurde einerseits unter Konstanthaltung des Preßluftdruckes der Gasdruck und umgekehrt der Preßluftdruck systematisch variiert. Der Abbildung ist zu entnehmen, daß die Größe des Meßwertes maßgeblich von den eingestellten Betriebsdrucken abhängt, und daß diese konstant gehalten werden müssen. Der günstigste Gasdruck für die Bestimmung von Natrium liegt zwischen 40 und 45 mm WS, weil in die-

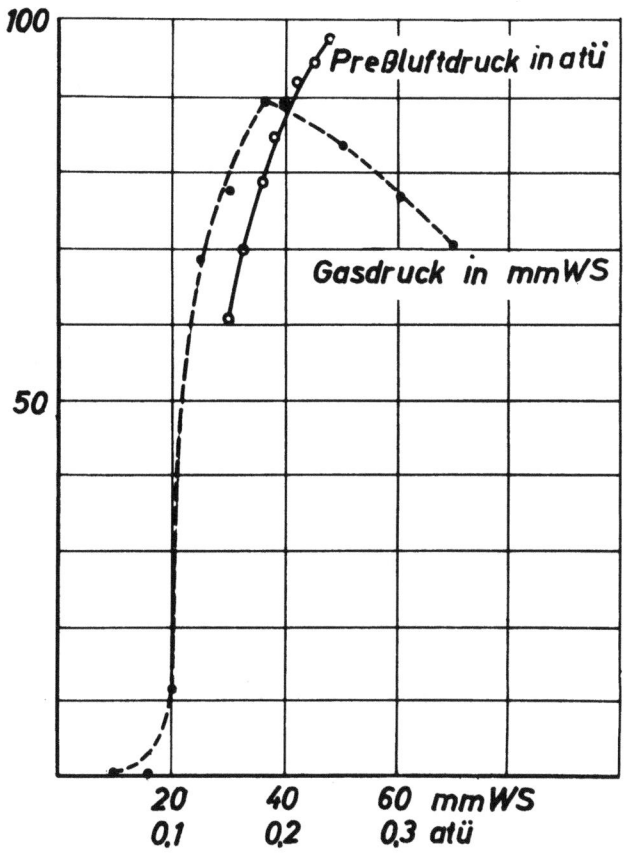

Abbildung 5

Abhängigkeit des Meßwerte vom Gas- und Preßluftdruck

sem Gebiet geringe Druckschwankungen den Meßwert nur wenig beeinflussen. Vorteilhafter ist die Entnahme des Brenngases aus Stahlflaschen um Druckschwankungen durch Druckänderungen im Stadtnetz auszuschalten. Weiterhin zeigte sich, daß Temperaturschwankungen und auch Höhenunterschiede zwischen Flüssigkeitsspiegel und Düsenspitze den Meßwert beeinflussen. Diese Bedingungen wurden bei den folgenden Untersuchungen konstant gehalten.

Wie Abbildung 6 veranschaulicht, erfordert die Natriumbestimmung nur etwa 0,3 ml Serum. Störungen durch die im Serum vorhandenen Kalium- und Calciummengen wurden nicht beobachtet. Eventuell auftretende Einflüsse größerer Calciummengen können außerdem in einfacher Weise durch Zugabe von Phosphorsäure zu der Probenlösung eliminiert werden. Die Lichtemission des Calciums wird dadurch praktisch vollständig unterbunden.

Die Verhältnisse für die Bestimmung des Kaliums sind etwas ungünstiger als für das Natrium (Abb. 7). Bei einem Verdünnungsvolumen von 100 ml müssen mindestens 2 ml Serum angewendet werden, um meßbare Zeigeraus-

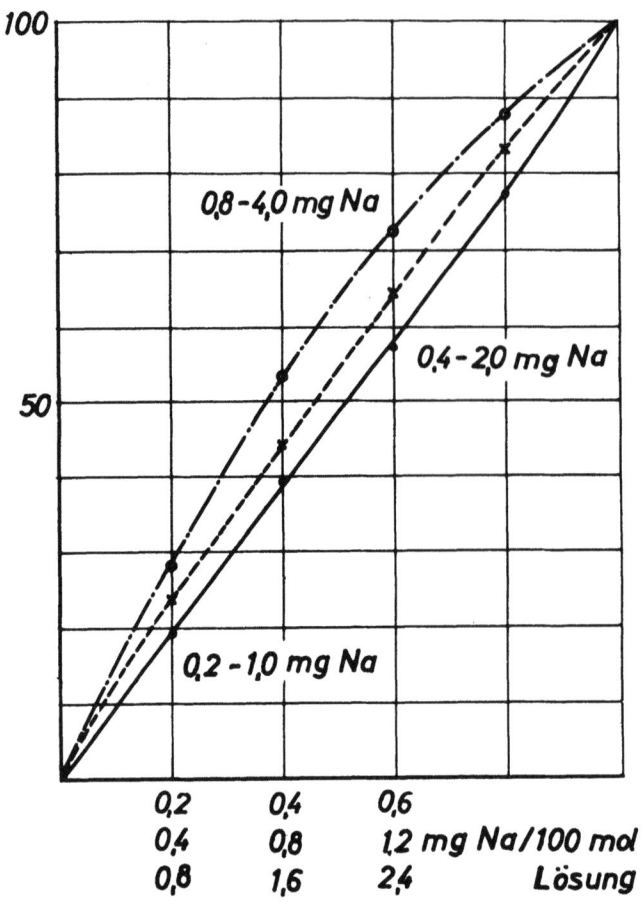

Abbildung 6
Emission von Natrium

schläge zu erhalten. Eine Steigerung der Nachweisempfindlichkeit ist durch Verkleinerung des Verdünnungsvolumens, z.B. auf 25 ml, möglich. In diesem Falle genügen für die Bestimmung etwa 0,5 ml Serum. Eine weitere Empfindlichkeitssteigerung der Methode erscheint wenig sinnvoll, weil dann zur Abmessung der geringen Serummengen kostspielige Präzisionsmikropipetten benötigt werden. Der Störeinfluß des Natriums auf die Lichtemission des Kaliums ist bei Anregung mit der Leuchgasflamme gering. Wie aus Abbildung 8 hervorgeht, ist die "zusätzliche Anregung" nahezu konstant, wenn die Lösung zwischen 20 und 40 mg Natrium enthält. Durch Zugabe abgemessener Mengen Natriumchloridlösung zu den Eich- und Probenlösungen, läßt sich der Störeffekt des Natriums in einfacher Weise kompensieren. Die im Serum vorhandenen Calciummengen haben auf die Genauigkeit der Kaliumbestimmung keinen nennenswerten Einfluß.

Die Bestimmung des Calciums mit der Leuchtgas - Preßluftflamme ist relativ unempfindlich (Abb. 9). Brauchbare Galvanometerausschläge erhält man nur, wenn die Probelösung mehr als 0,6 mg Ca in 100 ml enthält. Das Verdünnungsvolumen der Probe darf daher bei Anwendung von 2 ml Serum (etwa 0,2 mg Ca) 20 ml nicht überschreiten. Nachteilig erweist sich die Ablenkung der Meßwerte durch Fremd-Ionen. Natrium und Kalium erhöhen die Meßwerte; Sulfat-, Nitrat- und Phosphationen verursachen Minderbefunde. Der Einfluß von Natrium und Kalium läßt sich, wie aus Abbildung 9 hervorgeht, durch Parameter- oder Eichkurven, die mit Gemischen mittlerer physiologischer Konzentration angefertigt sind, kompensieren. In gleicher Weise kann der Einfluß von Sulfat und Nitrat eliminiert werden, wenn die Eich- und Probenlösungen gleiche Mengen dieser Anionen enthalten.

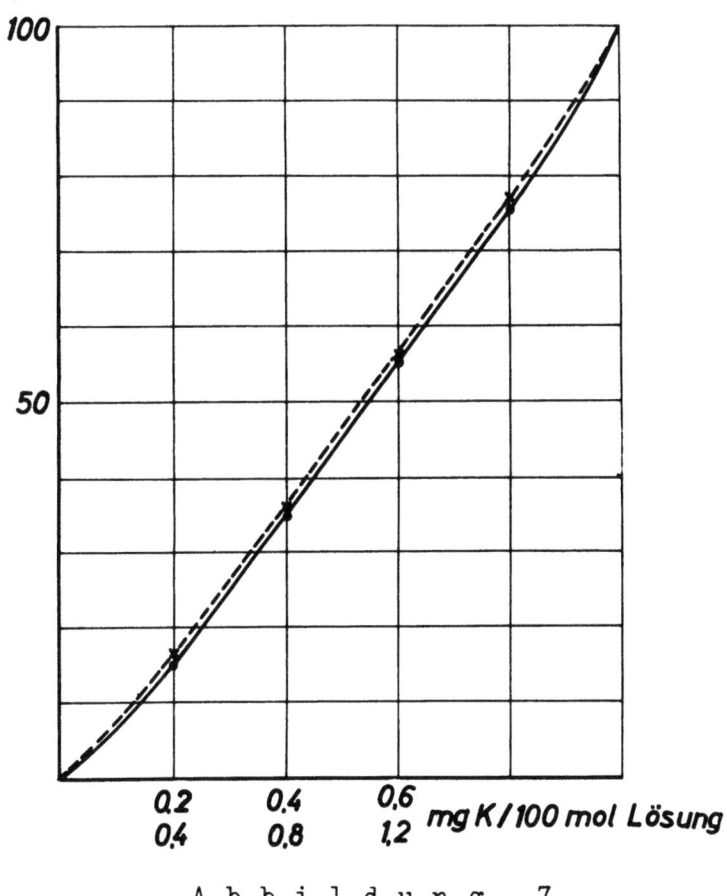

Abbildung 7
Emission von Kalium

In Abbildungen 10 sind Ergebnisse von Messungen dargestellt, die den Einfluß geringer Phosphatmengen auf die Emission des Calciums klarlegen. Zur Entfernung von Phosphat erwies sich Zirkoniumchlorid als geeignet, das schwer lösliche Phosphate bildet.

Der anorganische Phosphor im Serum wurde nach der Methode von URBACH und RAABE im Elko II photometrisch bestimmt. Bei dieser Methode wird der in

Forschungsberichte des Wirtschafts- und Verkehrsministeriums Nordrhein-Westfalen

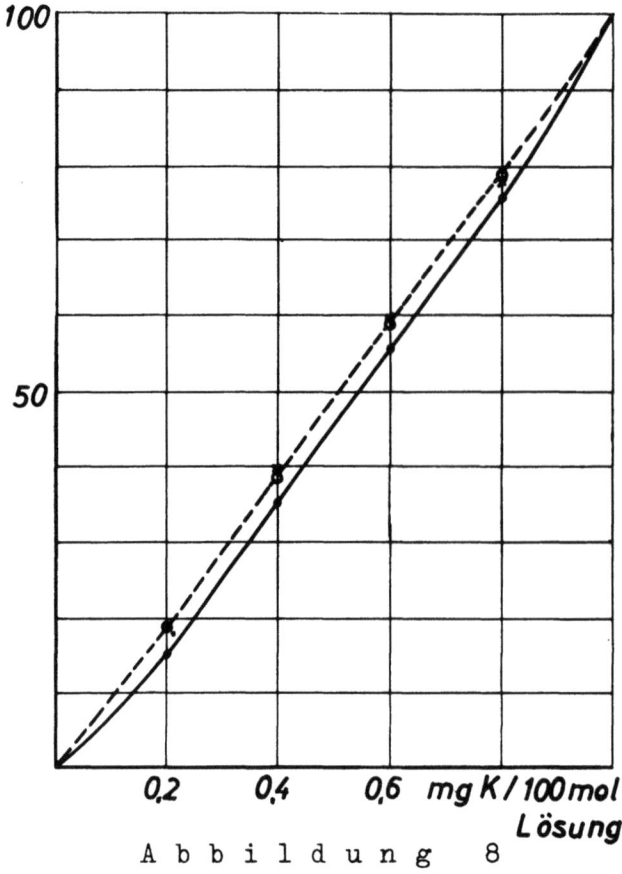

A b b i l d u n g   8

Emission von Kalium in Gegenwart von Natrium

• = reine K - Lösung

x = K - Lösung + 20 mg Na

o = K - Lösung + 40 mg Na

Form anorganischer Phosphate vorliegende Phosphor mit Molybdänsäure in komplexe Phosphor - Molybdänsäure überführt und dann durch Hydrochinon in alkalischer Lösung zu Molybdänblau reduziert und anschließend mit Filter S 61 photometriert.

Die Anwendung dieser Untersuchungsmethode erwies sich als besonders sinnvoll, weil sie gleichzeitig die Grundlage zur Bestimmung der sauren und alkalischen Serumphosphatase nach BODANSKY und RAABE bildet. Diese Methode bestimmt die Aktivität des Fermentes, indem man bei einem pH von 9,0 und einer Temperatur von 37° C Serum eine Stunde lang auf Phenylphosphat einwirken läßt und die Menge des dabei durch Spaltung des Substrates freigewordenen anorganischen Phosphors mißt. Um vergleichbare Ergebnisse mit anderen Phosphatasebestimmungsmethoden zu erhalten, wird die Phosphataseaktivität in Millimoleinheiten angegeben, wobei die Akti-

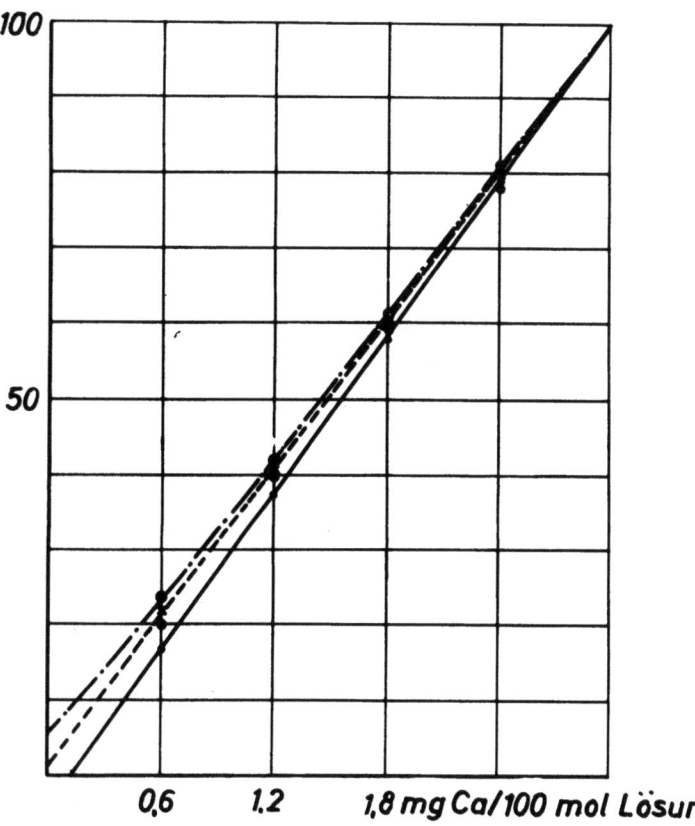

Abbildung 9

Emission von Calcium in Gegenwart von Natrium und Kalium

- • = reine Ca - Lösung
- x = Ca-Lösung + 12 mg Na
- o = Ca-Lösung + 20 mg Na
- ● = Ca-Lösung + 10 mg K

vität einer Körperflüssigkeit 1 MMe beträgt, wenn 1000 ccm dieser Flüssigkeit unter Standardbedingungen aus einem Phosphorsäureester 1 Millimol anorganischen Phorphors abspalten. Die Normalwerte für die alkalische Serumphosphate sind mit dieser Methode 1,0 - 2,5 MME bei Erwachsenen und 3,5 MME bei Kindern. Für die saure Phosphatase sind 0,5 MME normal.

V. Durchführung der Versuche und Versuchsergebnisse

Für die gerade beschriebenen einzelnen Bestimmungen der Elektrolyte, des anorganischen Phosphors und der Phosphataseaktivität suchten wir jeweils 25 Männer mit Brüchen großer Röhrenknochen (Unterschenkel oder Oberschenkel) aus, die sich ihre Verletzungen im Untertagebetrieb des Bergbaues zugezogen hatten. Den 25 Kranken mit einer floriden SUDECKschen Dystrophie

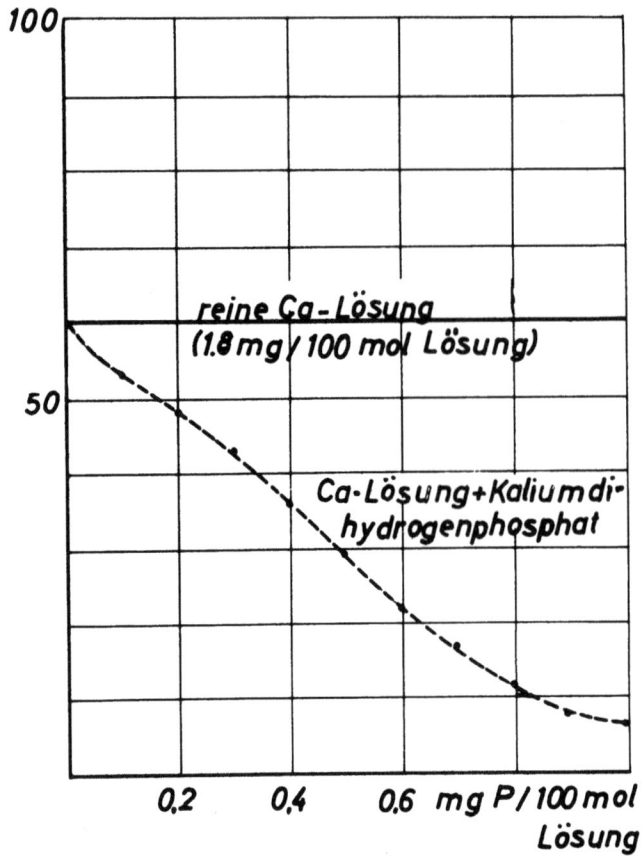

Abbildung 10

Einfluß von Phosphor auf die Emission von Calcium

wurden 25 Patienten mit gleichartigen Verletzungen, jedoch ohne Dystrophiezeichen gegenübergestellt. Die bestehende Dystrophie wurde klinisch und röntgengenologisch an den Weichteilveränderungen (Schwellung, Blauverfärbung, Schweißneigung, Nagelveränderungen usw.) und der fleckförmigen Entschattung der Knochen diagnostiziert. Dieser Sicherung wegen konnten wir also nur Kranke im II. Stadium der SUDECKschen Dystrophie erfassen, weil bisher leider noch absolut zuverlässige Untersuchungsmethoden zur Diagnose des I. Dystrophiestadiums fehlen. Um nun auch bei den Kontrollpersonen vergleichbare Werte zu erhalten, entnahmen wir die Blutproben zum gleichen Zeitpunkt nach der Verletzung wie bei den SUDECK-Kranken, also etwa zwischen der 4. - 7. Krankheitswoche. Während dieses Zeitraumes bestimmten wir innerhalb von 10 Tagen zweimal die genannten Werte und erhielten dadurch insgesamt 50 Analysenergebnisse für jedes Element bei den SUDECK-Kranken und den Kontrollpersonen. Bei allen Verletzten war der Vorgang der Knochenheilung noch nicht beendet, so daß also noch eine besondere Aktivität des Knochenstoffwechsels angenommen werden konnte.

Die gewonnenen Ergebnisse sind in den nächsten Abbildungen dargestellt. In das Koordinatensystem wurden jeweils die Analysenwerte als Punkte eingetragen. Die schraffierten Felder zeigen die normale Streubreite für die einzelnen Elemente und die dick ausgezogenen Linien die Mittelwerte an. Der Teil a der Abbildungen zeigt die Werte bei den Kontrollpersonen, der Teil b die Ergebnisse bei den Kranken mit einer floriden SUDECKschen Dystrophie.

In der Abbildung 11 sind die Werte für Natrium in Serum dargestellt. Wie die Werte zeigen, ergeben sich keine Abweichungen von der Norm, da die Ergebnisse innerhalb des normalen Streubereiches der Natriummengen liegen.

Die gleichen Verhältnisse finden sich beim Kalium, da auch hier Kranke und Kontrollpersonen Normalwerte der Plasmakonzentrationen zeigen (Abb.12)

Die auffallendsten Ergebnisse zeitigten die Bestimmungen des anorganischen Phosphors im Serum. Hier wurden bei den Kranken mit einer SUDECKschen Dystrophie in 64 % deutlich erhöhte Werte gefunden, während bei den Kontrollpersonen in 28 % die Ergebnisse über der Norm lagen (Abb. 14). Die Erhöhung der Phosphorwerte bei den Kontrollpersonen bedarf noch einer näheren Klärung, wahrscheinlich steht sie mit der Knochenbruchheilung im Zusammenhang. Die Ursachen der Erhöhung bei den Kranken mit einer SUDECKschen Dystrophie werden in der folgenden Diskussion eingehend dargelegt.

Auf die Darstellung der gleichzeitig ermittelten Kochsalzwerte wird verzichtet, da auch sie keinerlei Abweichungen von der Norm zeigten und auch für die weitere Diskussion ohne Belang sind.

Die Abbildung 15 endlich zeigt die ermittelten Millimoleinheiten für die alkalische und die saure Serumposphatase. Die Bestimmung der sauren Serumphosphatase ist an sich für unsere Fragestellung unwesentlich, auf ihre Darstellung in der Abbildung wurde deshalb auch verzichtet. Sie wurde jedoch aus Kontrollgründen mit durchgeführt. Wichtig sind die Werte für die alkalische Serumphosphatase, da sie für alle resorptiven und additiven Knochenprozesse von großer Bedeutung ist. Die ermittelten Werte zeigen keine Abweichungen von der Norm, ein Befund, der im Widerspruch zu Ergebnissen anderer Untersucher steht. Die Gründe für das abweichende Verhalten werden in der Diskussion der Versuchsergebnisse noch eingehend

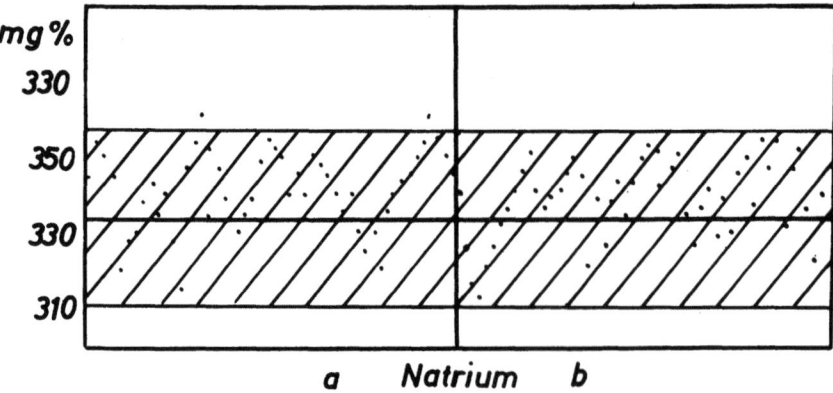

Abbildung 11
Werte für die Natriumbestimmung

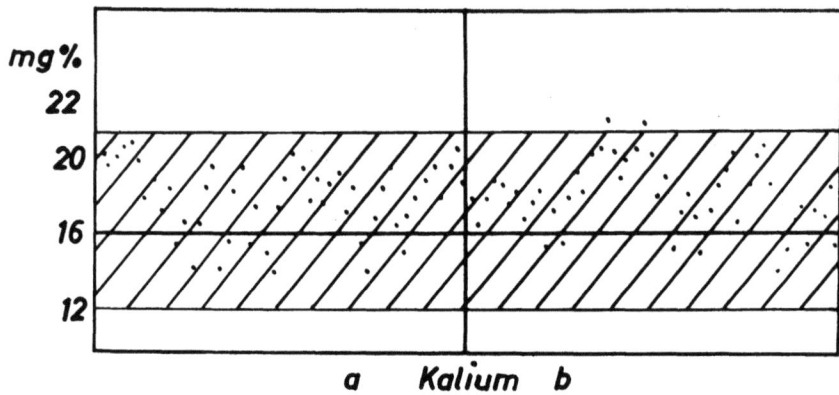

Abbildung 12
Werte für die Kaliumbestimmung

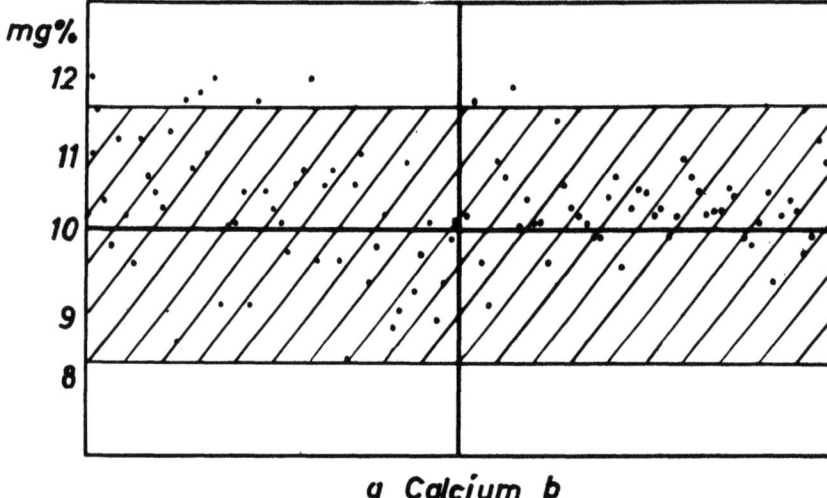

Abbildung 13
Werte für die Calciumbestimmung

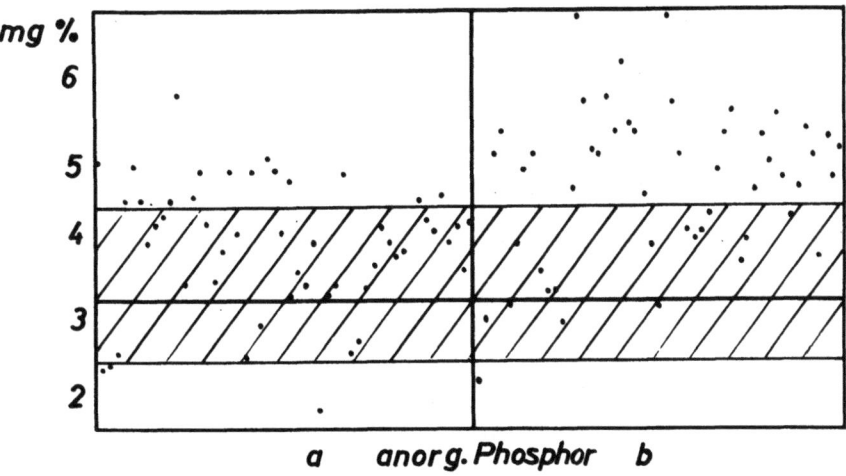

Abbildung 14
Werte für die Phosphorbestimmung

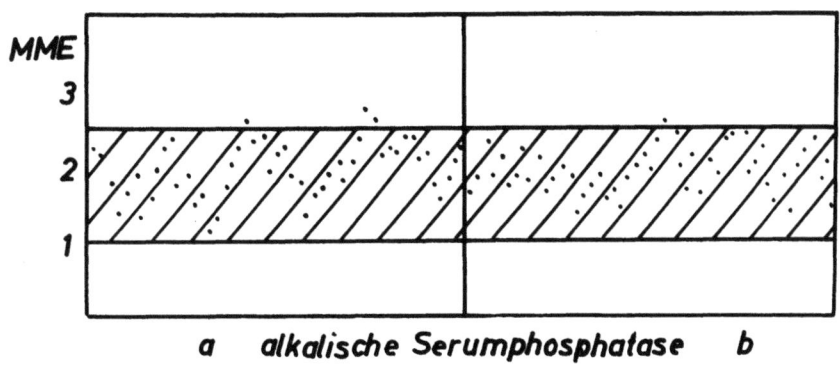

Abbildung 15
Werte der Bestimmung der alkalischen Serumphosphatase

dargestellt. Wesentlich scheint jedoch die Feststellung zu sein, daß bei den Knochenprozessen lokal wohl immer eine Erhöhung der alkalischen Phosphatase beobachtet wird, während im Serum keine Erhöhung aufzutreten braucht.

VI. Eingehende Diskussion der Versuchsergebnisse

Überblickt man die Ergebnisse der Elektrolytuntersuchungen, so fällt eine Erhöhung der Phosphorwerte bei den Kranken mit einem floriden SUDECK - Syndrom neben normalen Calciumwerten auf. Die Kontrollen und die übrigen Elektrolyte zeigen keine Abweichung von der Norm. Da bei der Analyse des anorganischen Phosphors die anorganischen Phosphate erfaßt werden, darf man die Ergebnisse als Ausdruck einer Verschiebung im Phosphatplasmaspiegel ansehen. Ausgangspunkt der Diskussion der Versuchsergebnisse ist die Erhöhung der Phosphat- neben normalen Calciumwerten während der SUDECKschen Dystrophie.

Calcium und anorganischer Phosphor bzw. deren anorganische Salze stellen die wesentlichen Mineralbestandteile des Knochens dar. Änderungen im Verhalten dieser Verbindungen sprechen deshalb für Störungen im Mineralstoffwechsel der Knochen. Vergleicht man die Angaben in der Literatur über Verschiebungen innerhalb des Calcium-Phosphor-Verhältnisses bei Knochenerkrankungen mit unseren Ergebnissen, so findet man nach SCHINZ, BAENSCH, FRIEDL und UEHLINGER eine Erhöhung der Phosphorwerte bei normalem Calciumspiegel bei den renalen Osteopathien, die mit einer Acidose einhergehen. Hierbei soll jedoch eine veränderte Ausscheidungsschwelle für Calcium und Phosphor in den Nieren für die Änderung der Plasmaspiegel verantwortlich sein. Außerdem bestehen zwischen den renalen Osteopathien und dem SUDECK - Sydrom keinerlei Parallelen, so daß eine einheitliche Deutung des Befundes unzulässig ist.

Der Nachweis einer vorliegenden Mineralstoffwechselstörung beim SUDECK-Syndrom wurde bereits durch die Ergebnisse der histologischen und röntgenologischen Studien erbracht. Unsere Ergebnisse werfen lediglich zusätzliche und erweiterte Fragen auf, die deshalb einer eingehenden Diskussion bedürfen. Die im Röntgenbild sichtbare fleckförmige Entschattung zeigt qualitativ das Ausmaß der Entmineralisierung an, während quantitative Aussagen darüber noch weitgehend fehlen. Die erste Frage lautet deshalb, warum führt die Entmineralisierung des Knochens während der SUDECKschen Dystrophie nur zur Erhöhung der Phosphatwerte ohne Beeinflussung des Calciumspiegels, obwohl beide Elemente bei der Entmineralisierung des Knochens frei werden müssen?

Da unter normalen Bedingungen der Organismus die Blutspiegel für Calcium und Phosphor zäh festhält, müssen also besondere Verhältnisse beim SUDECK-Syndrom vorliegen. Insbesondere die Konstanz der Calciumwerte wird durch einen heute weitgehend aufgeklärten mehrphasigen Steuerungsmechanismus aufrechterhalten (McLEAN). Eine Phase steht unter dem Einfluß des Parathormons, während eine zweite durch einen ständigen Austauschvorgang zwischen dem Blut und dem Skelett gekennzeichnet ist, wobei das labile Knochenmaterial zur Auffüllung verbrauchter Calciummengen dient. Die Einstellung eines chemischen Gleichgewichtes zwischen dem Plasma und dem labilen Knochenmineral führt ohne Mitwirkung des Parathormons zu einem gleichbleibenden Calciumspiegel von 7 mg %, während für die Normalhöhe des Plasmawertes von etwa 10 mg % die Epithelkörperchen nach einem "Feedback - Mechanismus" verantwortlich sind (McLEAN). Dieser Feedback - Mechanismus stellt einen Vorgang dar, bei dem das entstehende Produkt gleichzeitig als Stimulans den Regulationsmechanismus aktiviert. Der ständige Austausch zwischen dem Blut- und dem labilen Knochencalcium geht ohne sichtbare Knochenveränderungen vor sich und stellt einen normalen Knochenstoffwechselprozeß dar. Erst durch Einschaltung des Parathormons nach Inkrafttreten des Feedback - Mechanismus findet ein Abbau von Knochensubstanz statt. Sinkt nämlich der Plasmacalciumspiegel, wird sofort durch eine vermehrte Produktion von Parathormon Calcium im Knochen mobilisiert. Das Parathormon reguliert dabei die Zerstörung der mineralischen und organischen Matrix des Knochens, und der Feedback - Mechanismus beruht auf einer Lösung des Calciums aus den fixierten Hydroxylapatitkristallen und dem labilen Knochenmineralbestand. Es ist noch unbestimmt, ob die Parathormonwirkung dabei über die Osteoklasten vermittelt wird oder zur Bildung calciumlösender Komplexverbindungen führt (Abb. 16).

Da neben der Stimulierung der Nebenschilddrüse durch sinkende Plasmacalciumwerte auch eine Anregung durch erhöhte Phosphat-Ionen-Konzentrationen im Plasma ohne gleichzeitige Senkung der Calciumwerte nach McLEAN immer mehr in den Bereich der Möglichkeiten rückt, würde dadurch der Ring der Wechselwirkung zwischen Calcium und Phosphor an einer zentralen Stelle, nämlich den Nebenschilddrüsen, geschlossen.

Daraus müßte logisch eine Beteiligung der Nebenschilddrüsen beim SUDECK-Syndrom gefolgert werden, obwohl ein Einfluß dieses Hormons bei diesem Krankheitsbild bisher nicht angenommen wurde. Eine solche Annahme könnte durch die gleichartigen histologischen Bilder gestützt werden, da unter dem Einfluß des Parathormons Anreicherung von Osteoklasten, starke Knochenresorption, Bildung eines fibrösen Gewebes, Umwandlung von Osteoblasten in Retikulumzellen, Phagocyten oder Osteoklasten im Sinne einer Modulation mesenchymaler Elemente beobachtet werden, Bilder, die eine gewisse Ähnlichkeit mit dem SUDECK - Syndrom am Knochen nicht verkennen lassen. Außerdem ist eine direkte Einwirkung des Parathormons auch lokalisiert auf den Knochen experimentell gesichert.

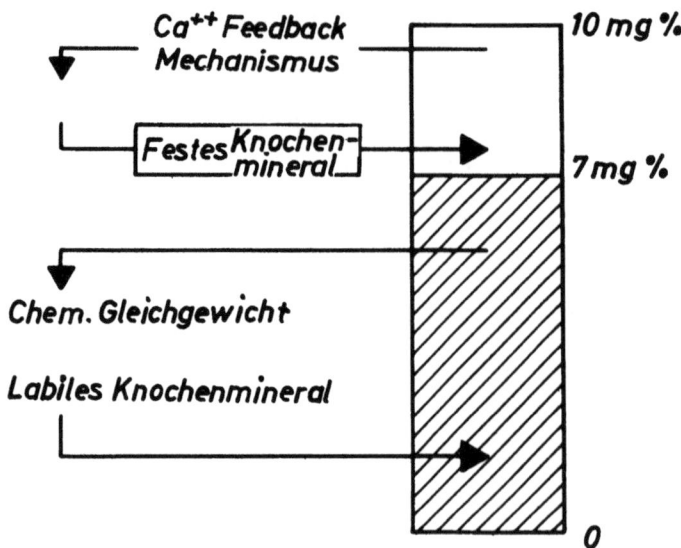

Abbildung 16
Darstellung des "Feedback-Mechanismus" (nach McLEAN)

Zweifellos bestehen zwischen dem SUDECK - Syndrom am Knochen und dem Vollbild eines Hyperparathyreoidismus mit Ausprägung eines Morbus Recklinghausen erhebliche Unterschiede, die eine größere Mitbeteiligung des Parathormons beim SUDECK - Syndrom als unwahrscheinlich oder zumindestens noch ungeklärt erscheinen lassen, trotzdem kann eine Mitbeteiligung der Nebenschilddrüsen über eine Stimulierung durch die erhöhten Phosphatwerte nicht ohne entsprechende Gegenbeweise abgelehnt werden. Weiterhin bliebe die Frage zu entscheiden, ob ein durch die Osteoklasten vermittelter Abbau von Knochensubstanz auch ganz ohne Mitwirkung des Parathormons vonstatten gehen kann. Denkbar wäre auf Grund der bisherigen Ergebnisse eine Anregung der Osteoklasten durch die beim SUDECK - Syndrom bestehende Acidose mit sekundärer Anregung der Nebenschilddrüsen durch die erhöhten Phosphatplasmawerte nach Anregung des experimentell erwiesenen Feedback - Mechanismus. Unentschieden bleibt dabei, auf welche Weise die Erhöhung der Phosphatwerte zustande kommt und ob die Beteiligung der Nebenschilddrüse über eine Störung der Homöostase (McLEAN) hinausgeht.

Die fleckförmige Entschattung im Röntgenbild beweist, daß größere Verbände der Apatitkristalle zerstört werden müssen. Eine Abnahme lediglich des labilen Calciumanteiles kann unmöglich diese Entschattung hervorrufen, da an den Grenzflächen, die für den ständigen Austausch nach den oben geschilderten physikalisch - chemischen Vorgängen verantwortlich sind, nur fluxionäre Gleichgewichtsverschiebungen vorliegen, während die Röntgenbilder eine wenigstens für Tage, wenn nicht für Wochen stationäre Entkalkung zeigen. Es müssen also beim SUDECK - Syndrom tiefgreifende Störungen in der Anordnung der Hydroxylapatitkristalle vorliegen, wobei größere Anteile des <u>fixierten</u> Knochenminerals in Lösung gehen und die röntgenologischen Veränderungen hervorrufen.

Die Wirksamkeit des Feedback - Mechanismus garantiert, daß die Calciumlösung sich nicht in Veränderungen der Plasmacalciumwerte manifestiert. Berücksichtigt man weiterhin, daß der Calciumumsatz im Organismus recht erheblich ist - es wird unter physiologischen Bedingungen das gesamte Blutcalcium einmal in der Minute umsetzt! - darf man bei einem lokal begrenzten Geschehen in einem kranken Gliedmaßenabschnitt mit teilweiser Herauslösung von Calcium auch kein wahrnehmbares Ansteigen der Calciumwerte erwarten. Offenbar besteht für den Phosphatspiegel trotz des Betrebens des Organismus nach einer Isoionie kein derartiger mehrstufiger Auffangmechanismus, so daß bei Herauslösung größerer Apatitkristallverbände daraus eine Erhöhung resultiert, die sich auch analytisch erfassen läßt.

Diese Erhöhung der Phosphatwerte führt zu einer einschneidenden Änderung des Ionenmilieus in den Erkrankungsbezirken, die nach zahlreichen Mineralisierungsversuchen in vitro und in vivo nicht ohne Einfluß auf die Reparation der entstandenen Schäden sein kann (l.c. FREUDENBERG und GYÖRGY, NEUMAN und BOYD, ROCHE, SOBEL, BOYD und NEUMAN, DALLEMAGNE, LOGAN und TAYLOR, GUTMAN und YÜ, FOLLIS, LEVINE, RUBIN, FOLLIES und HOWARD, HODGE).

Wir wissen nach diesen Versuchen, daß zum Ausfallen der Apatitkristalle eine bestimmte Zusammensetzung des Löslichkeitsproduktes notwendig ist. Voraussetzung für die Phosphataufnahme ist eine bestimmte Calciumanreicherung durch den Calciumacceptor. Steigende Calciumkonzentrationen der Matrix sind aber mit hohen Phosphationenkonzentrationen nach dem Gesetz der Donnan - Verteilung unvereinbar, da eine Anreicherung des Calciums immer zu einer Erniedrigung der Phosphatwerte führen muß. Da beim SUDECK - Syndrom erhöhte Phosphatwerte vorliegen, ist es durchaus denkbar, daß diese Konzentrationen die notwendige Calciumanreicherung in der Matrix verhindern und so einem raschen Ersatz der durch die Osteoklasten abgebauten Apatitkristalle im Wege stehen. Nach dieser Schlußfolgerung könnte die Erhöhung der Phosphatkonzentrationen beim SUDECK -

Syndrom eine kausale Wirkung zugesprochen werden. Der Vorgang könnte nach folgendem Schema ablaufen: Trauma - Gewebsacidose - vermehrte Tätigkeit der Osteoklasten - Abbau von Apatitkristallverbänden - Freiwerden von Calcium und anorganischem Phosphor - Abfangen des Calciums durch den Feedback-Mechanismus - konsekutive Erhöhung der Phosphatwerte - (Anregung der Nebenschilddrüse mit weiterem lokalen Abbau von Apatitkristallen) - Blockierung der Calciumanreicherung durch die Phosphatkonzentrationen - Verhinderung oder Verzögerung der Reparationsphase durch neuen Anbau von Apatitkristallen.

Die nachgewiesene Acidose im Erkrankungsbereich könnte auch auf einem anderen Wege die Neubildung der Apatitkristalle verhindern durch Bildung eines sekundären Calciumphosphates, bzw. das primär entstehende Calciumphoshat könnte als Ursache der entstehenden Acidose angesehen werden.

Eine dritte Deutungsmöglichkeit für die Erhöhung der Phosphatwerte ergibt sich durch die experimentelle Erfahrung, daß sich durch Erhöhung der Phosphatkonzentrationen in vitro auch unter Umgehung der Donnan - Verteilung eine Mineralisierung erzwingen läßt. Nach dieser Möglichkeit würde also die Phosphatanreicherung im Plasma eine sinnvolle Selbsthilfemaßnahme des Organismus darstellen, um trotz einer Störung des gesamten Ionenmilieus im Erkrankungsbereich einen neuen Anbau der Apatitkristalle zu ermöglichen und die Reparationsphase einzuleiten. Doch erlaubt diese Deutung keine unmittelbaren Rückschlüsse auf die Verhältnisse in vivo.

Die aufgeführten verschiedenen Deutungsmöglichkeiten beweisen den großen Einfluß der Phosphationen beim Mineralisierungsvorgang, da offenbar nur anorganischer Phosphor in den Knochen eingebaut werden kann, während die organischen Phosphorverbindungen dabei andere Funktionen übernehmen, die später noch geschildert werden müssen. Wenn man die ausgedehnten Untersuchungen über den Einbau der Mineralsubstanz in den wachsenden Knochen oder den Frakturkallus auch nur bedingt auf die Umbauvorgänge während einer SUDECKschen Dystrophie anwenden kann, so lassen sie doch einige Rückschlüsse auf die sich im Knochen ständig abspielenden Stoffwechselvorgänge zu, da auch unter physiologischen Bedingungen die Apatitkristalle einem ständigen Wechsel unterworfen sind, wie die Versuche von NEUMAN und ARMSTRONG beweisen, nach denen ^{45}Calcium, welches Ratten injiziert wurde und im Organismus verblieb, innerhalb von 50 Tagen praktisch quantitativ in die Apatitkristalle eingebaut wurde. Gleiche Erfahrungen wurden bei Bilanzversuchen mit ^{32}Phosphor gemacht.

Gerade die Versuche mit markiertem Phosphor ergaben den erheblichen Phosphorumsatz und lenkten dabei die Aufmerksamkeit auf die für den Ersatz der Apatitkristalle sehr wichtigen Vorgang der Rekristallisation, der im nicht mehr wachsenden Knochen eine wesentliche Rolle für den normalen Stoffwechsel spielt, da bei der Rekristallisation zwar eine Erneuerung der Kristalle erzielt wird, dieser Vorgang jedoch ohne Vermehrung der Knochensubstanz vor sich geht. Der sich ständig im fertigen Knochen abspielende oberflächenchemische Ionenaustausch zwischen der Oberfläche der festen und der flüssigen Phase verbraucht erhebliche Mengen an Phosphationen, während der Einbau der Phosphationen in das fixierte Knochenmineral erst nach Diffusion in die "tieferen" Schichten erfolgen kann. In den Apatitkristallen sind nach der Molekulargewichtsverteilung nur 1/6 des Phosphors enthalten.

Da beim SUDECK - Syndrom zwar der Abbau von Apatitkristallen feststeht und der Vorgang der Reparation verzögert erscheint, liegt der Schluß nahe, daß auch die Rekristallisation des Knochenminerals aus der flüssigen Phase gestört ist. Auch hierbei kann die Erhöhung der Phosphationenkonzentration nach dem bisher gesagten eine erhebliche Rolle spielen, da ein Niederschlag aus der flüssigen Phase nur bei einer bestimmten Zusammensetzung erfolgen kann.

Diese oberflächenchemischen Vorgänge spielen sich an der sog. "inneren Oberfläche" des Knochens ab. Bei Resorption greift die noch unbekannte Lösungssubstanz (chelating agent nach McLEAN) die organischen und anorganischen Anteile des Knochens an. Ja, es muß zunächst die organische Substanz zerstört werden, ehe die Hydroxylapatitsäulen, wie oben bereits ausgeführt, angegriffen werden können. Diese Erkenntnisse wurden erst durch eingehendere Untersuchungen über die Feinstruktur des Knochens ermöglicht, die deshalb kurz gestreift werden müssen.

Die Knochenmineralien werden zwischen den Mikrofibrillen des Knochengewebes eingelagert, wobei die Kittsubstanz zwischen den Mikrofibrillen wichtige Funktionen übernimmt (WASSERMANN, BECHER, HOEGEN und PFEFFERKORN, ROBINSON und WATSON). Dieser Vorgang, der praktisch ohne mittelbare, lokale Mitwirkung der Gefäße vor sich geht, da die Größenordnungen dieser Mikrostrukturen eine Beteiligung vaskulärer Bahnen ausschließen, erfolgt durch den Stofftransport innerhalb der Stützsubstanzen, durch die Grundsubstanzzellgrenzen und die Kittsubstanz - Mikrofibrillengrenzen. Abbau, Anbau und der Knochenmineralstoffwechsel erfolgen in der Kittsubstanz zwischen den Mikrofibrillen. Die mit radioaktiven Elementen untersuchte Geschwindigkeit ist dabei sehr groß und beweist die Leistungsfähigkeit der Kittsubstanzen.

WASSERMANN bringt auf Grund seiner elektronenmikroskopischen Untersuchungen ein Schema der Knochenfeinstruktur, das die beiden nächsten Abbildungen wiedergeben. Die erste Abbildung zeigt, wie die Stoffe aus der Blutbahn durch das spärliche Bindegewebe in der Umgebung der Haversschen Gefäße austreten und sich dann durch die Kanäle und Lakunen verteilen. Die Oberflächen dieser Kanäle und Lakunen sind unvorstellbar groß, die Möglichkeiten für den Stoffaustausch deshalb analog.

Die zweite Abbildung zeigt den im vorhergehenden Bild umrahmten Teil, der etwa der Vergrößerung des Elektronenmikroskops entspricht. Man erkennt am unteren Bildrand ein Kanälchen mit dem Ausläufer einer Knochenzelle. In der Interzellularsubstanz sind die quergebänderten Mikrofibrillen eingezeichnet. Zwischen der Kittsubstanz liegen die Apatitkristalle in regelmäßigen Perioden. Alle Stoffe, die zu den Kittsubstanzen, den Knochenmineralien und den Mikrofibrillen strömen, müssen also die Grenzschicht permeieren, die im Schema als Wand des Kanälchens bezeichnet ist. Ob nun zwischen den Zellausläufern und der inneren Oberfläche des Knochens ein von Gewebslymphe erfüllter Raum besteht, oder ob die Zellen das Hohlraumsystem vollständig ausfüllen, ist bisher noch unbekannt. Auf Grund der histochemischen Untersuchungen von LIPP wissen wir jedoch, daß sie reichlich Mucopolysaccharide enthalten, die durch Änderung ihres Polymerisationsgrades die Permeabilität und die osmotischen Bedingungen für den Stoffaustausch variieren.

Die kurze Darstellung der Knochenfeinstruktur lenkt ganz zwangsläufig die Betrachtung auch auf die organischen Anteile der Knochenmatrix. In der bisherigen Diskussion sind ganz bewußt die Vorgänge lediglich beim avitalen Ablauf des Knochenstoffwechsels kritisch beleuchtet worden, um die Übersicht über die verwickelten Verhältnisse zu erleichtern. Die nähere Aufklärung der Knochenfeinstruktur erlaubt außerdem den Schluß, daß die Blutgefäße des Knochens bei den Vorgängen während einer Dystrophie am Knochen nur eine untergeordnete Rolle spielen können, da

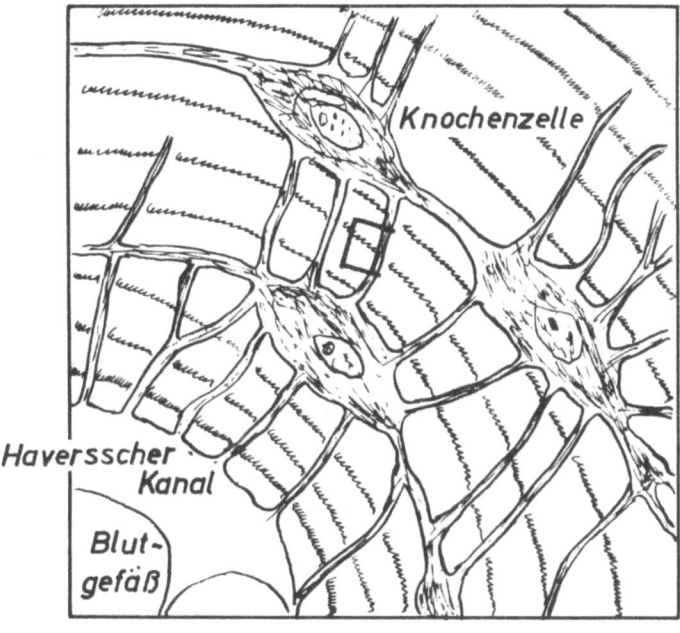

A b b i l d u n g   17

Darstellung der mikroskopischen Knochenstruktur (nach WASSERMANN)

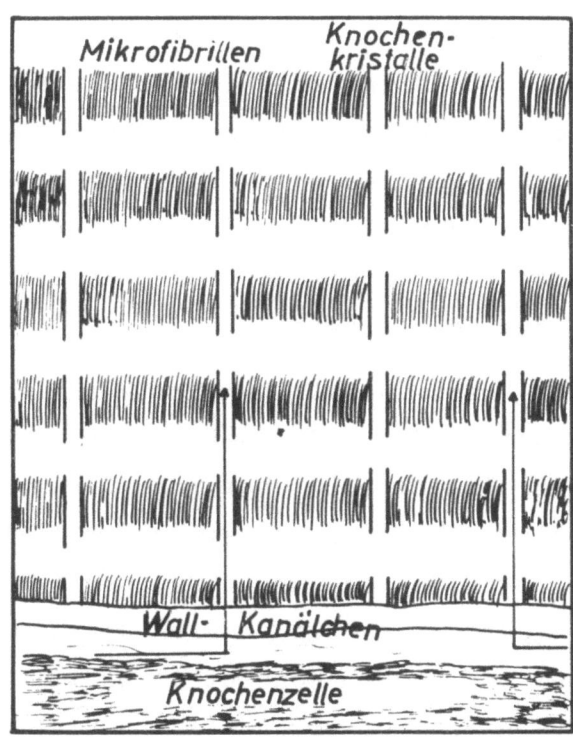

A b b i l d u n g   18

Darstellung der Knochenfeinstruktur (nach WASSERMANN)

die geschilderten Vorgänge sich in Dimensionen abspielen, die jenseits der Größenordnung für die Gefäße liegen. Den Blutgefäßen des Knochens kommt also nur eine passive Rolle als Überträgerbahnen in mikroskopischen Dimensionen zu, während den eigentlichen Ort der Handlung die submikroskopischen Strukturen und die Ausläufer der Knochenzellen darstellen. Die Unsicherheiten der bisherigen Anschauungen über die Mitwirkung der Knochengefäße beim SUDECK - Syndrom treten damit noch mehr als bisher in den Hintergrund zugunsten der Stützsubstanzen, deren Bedeutung für die Entstehung des SUDECK - Syndroms von BLUMENSAAT, MUSSGNUG u.a. mehrfach eingehend erörtert wurde. Ehe wir jedoch auf die Beteiligung mesenchymaler Elemente beim SUDECK - Syndrom am Knochen näher eingehen, müssen noch die Störungsmöglichkeiten durch die organische Knochenmatrix diskutiert werden.

Auch die organischen Verbindungen, die bei der Mineralisation eine wesentliche Rolle spielen, wirken jenseits der mikroskopischen Strukturen. Für sie haben die Blutgefäße ebenfalls einen reinen passiven Überträgercharakter, da sie ihre Wirkung auch ohne aktive Gefäßreaktionen entfalten. Trotzdem ist damit die Mitwirkung der Knochenblutgefäße beim SUDECK-Syndrom noch nicht restlos geklärt, da sich die Veränderungen am Knochen vorwiegend in den mit Blutgefäßen gut versorgten metaphysären Abschnitten abspielen und die übrigen Knochenanteile keine nennenswerten Strukturveränderungen zeigen, obwohl sie in vielen Fällen dem Ausgangsherd (Frakturen!) wesentlich näher liegen.

Die Lösung dieser Frage kann deshalb bis heute nur durch Arbeitshypothesen eine Näherung erfahren. Man muß dabei annehmen, daß einmal die metaphysären Abschnitte der Knochen als ehemalige Zonen des größten normalen Wachstums auch im späteren Lebensalter einen verstärkten Stoffwechsel zeigen, der auf Änderungen des Ionenmilieus, der pH-Werte (Acidose!) usw. besonders lebhaft reagiert, oder zum anderen die auslösenden Ursachen sehr rasch und nur in einer bestimmten Konzentration wirken, so daß lediglich an Orten mit einer guten Blutversorgung (auch durch rein passive Übertragung in den Leitungsbahnen) die Grenzwerte für die Ausbildung der Knochenveränderungen überschritten werden. Eine dritte, vorerst noch theoretische, Möglichkeit ergibt sich durch die Nähe größerer Bindegewebsanteile (Kapseln, Bänder usw.) in den Gelenkabschnitten der Knochen, die ja die

Prädilektionsstellen der fleckigen Entschattung während der SUDECKschen Dystrophie darstellen und auch damit auf die Wichtigkeit der organischen Matrix und der mesenchymalen Elemente hinweisen.

Wir wissen, daß sich in die oberflächenchemischen Vorgänge und avitalen Prozesse an bestimmten Stellen des Knochenstoffwechsels organische Verbindungen und Fermente einschalten. Sie entfalten ihre größte Wirkung beim Wachstum, also bei der Substanzvermehrung des Knochens, werden aber beim SUDECK - Syndrom mit Sicherheit aktiviert, wie die Tätigkeit der Osteoklasten und die nachgewiesene Resorption am Erkrankungsherd beweisen. Es müssen also beim SUDECK - Syndrom oberflächenchemische und avitale Vorgänge mit fermentabhängigen Knochenstoffwechselvorgängen ineinandergreifen, um die Reparationsphase zu ermöglichen. Die avitalen Vorgänge und die Rekristallisation verdienen dabei eine besondere Beachtung, da beim erwachsenen Knochen (also fast der Mehrzahl der Kranken) etwa 20 % des Knochenphosphors und -calciums am rein isoionischen Austausch beteiligt sind, weil er einen Knochenstoffwechsel ohne Substanzvermehrung ermöglicht. Beim SUDECK - Sydrom kommt es im strengen Sinne der Bedeutung zu keiner Knochensubstanzvermehrung, da in der Reparationsphase lediglich der vorher unter krankhaften Bedingungen resorbierte Knochen ersetzt wird und dabei praktisch die End- die Ausgangsmenge nicht überschreitet.

Fragen wir uns nun, welche organischen Verbindungen und Fermente für den Kristallisationsprozeß wichtig sind, können wir wieder auf die bereits zitierten Arbeiten über den Stoffwechsel des wachsenden Knochen zurückgreifen (vgl. auch SCHÜTTE). Es gelten auch für diese Erläuterungen die für Analogieschlüsse bereits erwähnten Einschränkungen.

Wir sahen, daß für den anorganischen Mineralisationsprozeß eine Anreicherung des Calciums in der Matrix und die Bereitstellung einer genügenden Phosphationenkonzentration unbedingte Voraussetzungen darstellen, um ein Ausfallen der Apatitkristalle aus der Lösung zu ermöglichen. Zur Anreicherung des Calciums in der Matrix dient mit größter Wahrscheinlichkeit die Chondroitinschwefelsäure, also ein Grundstoff des mesenchymalen Gewebes. Die Chondroitinschwefelsäure hat Austauschereigenschaften, die sie zur Erfüllung einer solchen Aufgabe als geeignet erscheinen lassen, da sie erhebliche Mengen an Kationen wie Natrium oder vor allem Calcium aufnehmen kann. Die Wichtigkeit der Chondroitinschwefelsäure beweisen auch Versuche, nach denen eine Verzögerung der Verkalkung durch die Einwirkung der Hyaluronidase zu beobachten ist, die als Antagonist der Chondroitinschwefelsäure gelten kann (BELANGER).

Die Wichtigkeit schwefelhaltiger Verbindungen für die Verknöcherung beweisen auch die Versuche DZIEWIATKOWSKIS, der in der Verknöcherungszone eine erhebliche Steigerung des Sulfatstoffwechsels und eine Erhöhung des Sulfateinbaues beobachten konnte. Dieser Sulfateinbau ist nicht nur von Enzymen, sondern auch von erhaltener Struktur und erhaltener Koppelung zwischen Atmung und Atmungskettenphosphorylierung abhängig (SCHÜTTE), wie auch Untersuchungen über den Einfluß der Glykolyse und des Citronensäurezyklus beweisen, die in diesem Zusammenhang nicht diskutiert werden können.

Während die Frage der erforderlichen Calciumanreicherung in der Matrix durch eingehende Versuche weitgehend geklärt werden konnte, bleibt die Frage nach der Bereitstellung der notwendigen Phosphatmengen immer noch von Rätseln umgeben. Das Gesetz der Donnan - Verteilung bildet hier eine fast unüberwindliche Schranke für die bisherigen Deutungsversuche. Die Gegenwart genügender Phosphatmengen stellt also das Schlüsselproblem der Verknöcherung und des Anbaues neuer mineralischer Knochensubstanz dar. Seit der Beobachtung von ROBINSON, daß Stücke wachsenden Knochens aus Calcium - Hexosemonophosphat Phosphationen freisetzen können und darauf Calciumphosphat in den Verkalkungszonen abgelagert wird, wurde die Aufmerksamkeit auf die Wirkung der alkalischen Phosphatase gelenkt. Da in Gegenwart von Phosphorsäureestern die Mineralisation rascher eintritt als bei Anwesenheit von anorganischem Phosphat allein, muß eine Mitwirkung der alkalischen Phosphatase angenommen werden. Tatsächlich konnten BODANSKI, ROCHE und BULLINGER, HUGGINS u.v.a. eine erhöhte Aktivität der alkalischen Phosphatase an Stellen der Mineralisierung und Verknöcherung beobachten, und BOURNE registrierte einen Anstieg während der Knochenbruchheilung im Kallus und im Blut. Die alkalische Phosphatase erhöht ihre Aktivität überall dort, wo der Stoffwechsel der Knochenhartsubstanz aktiviert wird. Sie stellt somit das Ferment der Calcifizierung dar. Besonders stark scheint sie im Stadium der Resorption wirksam zu sein. Nach NEUMAN, DISTEFANO und MULRYAN hat die Phosphatase die Aufgabe, die an die Kristalloberflächen adsorbierte und den Kontakt mit den anorganischen Phosphaten blockierenden Phosphorsäureester abzubauen und so deblockierend zu wirken.

Forschungsberichte des Wirtschafts- und Verkehrsministeriums Nordrhein-Westfalen

Durch die Versuche von MAJNO und ROUILLER wissen wir, daß die alkalische Phosphatase bei der Resorption und der Regeneration des Knochens eine unterschiedliche Rolle je nach der Zustandphase spielen kann, so daß unterschiedliche Ergebnisse durchaus verständlich werden. Außerdem besteht ein wesentlicher Unterschied in der lokalen oder allgemeinen Bestimmung der alkalischen Phosphataseaktivität. Weiterhin ist eine Parallelität zwischen Phosphataseaktivität und Verknöcherungsbereitschaft nicht erlaubt, weil z.B. bei der Rachitis regelmäßig im Serum eine erhöhte Phosphatasetätigkeit bei mangelnder Verkalkungsbereitschaft gefunden wird.

Unsere eigenen, zum Teil mit anderen Untersuchern divergierenden Befunde über die Aktivität der alkalischen Serumphosphatase finden damit auch ohne besondere weitere Diskussion ihre zwanglose Erklärung. Denn die Tatsache, daß ein und dasselbe Ferment sowohl den Abbau wie den Aufbau synthetisiert, stellt nach MAJNO und ROUILLER keine Besonderheit innerhalb der Biochemie dar, sondern beweist nur die Reversibilität vieler biochemischer Prozesse, die dabei nicht immer dem Massenwirkungsgesetz folgen, da z.B. nach MEYERHOF und GREEN folgende reversible Reaktion festgestellt werden konnte:

$$K = \frac{(\text{Anorganisches Phosphat})}{(\text{Wasser})} \times \frac{(\text{Alkohol})}{(\text{Ester})}$$

wobei die Affinität des organischen Phosphates zum Ferment das Gleichgewicht im Sinne einer Verlangsamung der Phosphorylierung verschiebt. Dieser besondere Modus der Veresterung, für den ebenfalls die Phosphatase verantwortlich ist, wurde von AXELROD Transphosphorylierung genannt. Eine Ansammlung von Alkoholen kann dabei nur als reine Hypothese gewertet werden. Bei der Knochensynthese im Organismus ist jedoch eher eine lokale Anreicherung von Phosphationen anzunehmen, die aus der Knochensubstanz durch Einwirkung eines anderen Faktors erfolgt. Verschiedene Autoren bezeichnen hierbei die Kohlensäure als wirkendes Agens, so daß die Phosphatase dann die Aufgabe hätte, einen Teil des Phosphationenüberschusses zu verestern.

Die ausbleibende Phosphataseerhöhung in unseren Versuchen würde damit einen wesentlichen Grund für den aufgefundenen Phosphatüberschuß bilden können, der neben dem fehlenden "Feedback - Mechanismus" für Phosphor die festgestellte Erhöhung begründet. Damit würden die bisher diskutierten Störungsmöglichkeiten für den Mineralisierungsvorgang nicht beeinflußt, sondern vielmehr die Bedeutung einer einsetzenden sekundären Reaktionskette erhalten.

Diese Reaktionskette wird durch die fehlende oder verminderte Bildung des Calciumacceptors, also der Chondroitinschwefelsäure, unterhalten. Dieser hypothetisch erscheinende Schluß kann durch unsere Behandlungserfolge mit bestimmten Mitteln aus der Reihe der Glukocorticoide und dem ACTH ex juvantibus gefolgert werden. Denn die Veränderungen während einer SUDECKschen Dystrophie, insbesondere an den Weichteilen, sprechen für eine Beteiligung des somatotropen Hormons der Hypophyse, dessen Beteiligung durch die histologisch feststellbaren Veränderungen und die Beeinflußbarkeit durch die Gegenspieler, nämlich den Glukocorticoiden und dem adrenocorticotropen Hormon der Hypophyse bewiesen ist, zumal sich die Mehrzahl der neueren Untersucher (vgl. BLUMENSAAT) für eine derartige Reaktion ausgesprochen hat. Das Wachstumshormon der Hypophyse (STH) entfaltet nach KLEIN eine direkte Wirkung auf die peripheren Gewebsabschnitte ohne Inanspruchnahme glandotroper Schaltstoffe. Die Mitwirkung dieses Hormons beim SUDECK - Syndrom kann als gesichert gelten, während die Beteiligung des bereits diskutierten Parathormons noch als teilweise hypothetisch aufgefaßt werden muß.

Zu diskutieren bleibt lediglich noch der Einfluß der Knochengrundsubstanzen beim SUDECK - Syndrom am Knochen. Aus dem Vorstehenden wird die wesentliche Bedeutung der Chondroitin - Schwefelsäure als einer hauptsächlichen Grundsubstanz des mesenchymalen Gewebes ersichtlich. In gleicher Weise wurde die Wichtigkeit des Sulfatstoffwechsels aufgezeigt. Für die Mucopolysaccharide ist das Gleichgewicht des Hyaluronsäure - Hyaluronidase - System von entscheidender Bedeutung, da durch Änderung des Polymerisationsgrades der Mucopolysaccharide sich einschneidende Veränderung im Aggregatzustand des mesenchymalen Gewebes ergeben. Die Gleichgewichtsstörungen im Hyaluronsäure - Hyaluronidasesystem konnten von uns (MUSSGNUG) ebenso wie die Beteiligung des STH erwiesen werden. Da sich die wesentlichen Mineralisierungsvorgänge in den Bereichen der Grundsubstanz abspielen, wird der Einfluß aller Änderungen im Polymerisationsgrad der Grundsubstanzen offenbar. Diese Feststellungen schließen den Ring unserer Erörterungen.

VII. Schlußfolgerungen

Fassen wir die im einzelnen diskutierten Punkte zusammen, ergeben sich aus unseren Fragestellungen folgende Schlußfolgerungen:

1. Das SUDECK - Syndrom am Knochen stellt eine isolierte und lokalisierte Knochenerkrankung dar, die

2. zu einer analytisch faßbaren Erhöhung des Phosphatplasmaspiegels führt, während die Elektrolyte Calcium, Natrium und Kalium praktisch unbeeinflußt bleiben.

3. Trotz nachgewiesener Demineralisation des Knochens im Erkrankungsbereich wird infolge eines "Feedback - Mechanismus" der Calciumspiegel im Serum nicht erhöht.

4. Die Erhöhung des Phosphatspiegels ist die Folge einer ausbleibenden Gegenregulation durch die alkalische Phosphatase, die in unseren Versuchen keine Erhöhung der Werte zeigte.

5. Der erhöhte Phosphatspiegel stört den Vorgang der Reparation und den Anbau von Apatitkristallen nach dem Gesetz der Donnan - Verteilung und somit die wichtigen oberflächenchemischen Vorgänge und die Rekristallisation.

6. Die Neubildung des Calciumacceptors (McLEAN) wird durch ein gestörtes Hyaluronsäure - Hyaluronidase - Gleichgewicht mit Polymerisationsänderung der Chondroitin-Schwefelsäure gehemmt.

7. Die Knochenblutgefäße haben beim SUDECK - Syndrom am Knochen nur die Funktion passiver Überträgerbahnen, sind jedoch wahrscheinlich für die Lokalisation der krankhaften Vorgänge verantwortlich.

8. Die wesentlichen Erkrankungs- und Stoffwechselvorgänge am Knochen spielen sich in submikroskopischen Dimensionen ab.

9. Die modernen Anschauungen über das SUDECK - Syndrom lassen sich auch zwanglos auf die Vorgänge am Knochen übertragen und werden durch die Ergebnisse gestützt.

Oberarzt Dr. med. Günter MUSSGNUG
Knappschafts - Krankenhaus
Bottrop/Westfalen

VIII. Literaturverzeichnis

(1) ARMSTRONG, W.D. a.
C.P. BARNUM — J. biol. Chem. 172, 199 (1948)

(2) ARMSTRONG, W.D. SCHUBERT, J. a. A. LINDENBAUM — Conference on Metabolic Aspects of Convalescence, Josiah Macy jr. Foundation Conference, März 1948

(3) AXELROD, B, — J. biol. Chem. 176, 295 (1948)

(4) BALE, W.F., HODGE, H.C. a. S.C. WARREN — Amer. J. Roentgenol. 32, 369 (1934) zit. Wojta

(5) BECKER, H., HOEGEN, K. u. G. PFEFFERKORN — Acta anat. (Basel) 20, 105 (1954)

(6) BELANGER, R.C., LEBLOND, C.P. a. R.C. GREULICH — Ann. N.Y. Acad.Sci. 60, 631, (1953)

(7) BIRKENFELD, B. — Therap. Gegenw. 93, 425 (1954)

(8) BLUMENSAAT, C. — Der heutige Stand der Lehre vom SUDECK-Syndrom, Hefte z. Unfallheilk. Beiheft 51, 1956 Arch. orthop. Unfallchir. 45, 451 (1953)Chirurg 23, 449 (1952)

(9) BODANSKY, O. — J. biol. Chem. 118, 341 (1937); 179, 81 (1949)

(10) BOLLIGER, R. — Helv. chir. Acta 21, 61 (1954)

(11) BOURNE, G.H. — J. Physiol 102, 319 (1943)

(12) BOYD, E.S. a. W.F. NEUMAN — Arch. Biochem. 51, 475 (1954)

(13) BRANDENBERGER, E. u. H.R. SCHINZ — Helv. med. Acta Suppl. XVI. 1 (1945), Experientia (Basel) 4, 59 (1948)

(14) BREDIG, M.A. — Z. physiol. Chem. 216, 239 (1935)

(15) CHIARI — Virchows Arch. 210, 425 (1912)

(16) DISTEFANO, V. a.
W.F. NEUMAN   Arch Biochem. 47, 218 (1953)

(17) DALLEMAGNE, C. u.
H. BRASSEUR   Experientia (Basel) 3, 469 (1947)

(18) DUNKER, E.   Klin. Wschr. 31, 280 (1953)

(19) DZIEWIATKOWSKI, D.D.   J. exper. Med. 93, 451 (1951); 95, 489 (1952)

(20) EXNER   Fortschr. Röntgenstr. 6, 1 (1902/3)

(21) FALKENHEIM, M.
NEUMAN, W.F. a.
HODGE, H.C.   J. biol. Chem. 169, 713 (1947)

(22) FOLLIS, R.H.   Metabolic Interrelations, Josiah Macy jr. Foundation Conference Februar 1949, S. 27

(23) FRIEDL, E. und
H.R. SCHINZ   Erg. med. Strahlenforsch. 1, 97 (1925)

(24) FREUDENBERG, E. und
P. GYÖRGY   Biochem. Z. 115, 96 (1921) 147, 191 (1924)

(25) FREUDIGER, A.   Helv. chir. Acta 17, 426 (1950)

(26) GUTMAN, A.B. a.
T.F. YÜ   Metabolic Interrelations, Josiah Macy Foundation, Conference Februar 1949, S. 11

(27) HENDRICKS, S.B. a.
W.C. HILL   Proc. Nat. Acad. Sci USA 36, 731 (1950) zit. SCHÜTTE

(28) HERFAHRT   Bruns' Beitr. 132, 165 (1924)

(29) HODGE, H.C. a.
M. FALKENHEIM   J. biol. Chem. 160, 637 (1943)

(30) HODGE, H.C.   Metabolic Interrelations, Josiah Macy jr. Foundation, Conference Februar 1949, S.49

(31) HÜBENER, H.J.   Z. physiol. Chem. 289, 188 (1952)

(32) HÜBENER, H.J., MAURER H. u.
     T. WALTHER   Klin. Wschr. 31, 1095 (1953)

(33) HUGGINS, C.B.   Biochem. J. 25, 728 (1931)

(34) JONG, F.W.   Rec. Trav. chim. Pay - Bas (Amsterdam)
                                       45, 445 (1926) zit. SCHÜTTE

(35) KLEIN, E.   Dtsch. med. Wschr. 82, 484 (1957)

(36) KLEMENT, R.   Naturwiss. 26, 145 (1938) Z. anorg.
                                       u. allg. Chem. 228, 232 (1936) Klin.
                                       Wschr. 1933, 292; 16, 591 (1937)

(37) LEVINE, M.D. a.
     R.H. FOLLIS jr.   Metabolic Interrelations, Josiah Macy jr.
                                       Foundation, Conference Februar 1949,
                                       S. 33

(38) LIPP, W.   Acta anat. (Basel) 20, 162 (1954)

(39) LOGAN, M. A. u.
     H.C. TAYLOR   J. biol. Chem. 119, 377 (1937), 125,
                                       391 (1938

(40) MAJNO, G. u.
     C. ROUILLER   Virchows Arch. 321, 1 (1951)

(41) MANLY, M., HODGE, H.C.
     a. H.C. MANLY   J. biol. Chem. 134, 294 (1940)

(42) MAURER, G.   Erg. Chir. u. Orthop. 33, 476 (1941)

(43) McLEAN, F.C.   Epithelkörperchen u. Knochengewebe, in
                                       Chemie u. Stoffwechsel von Binde- und
                                       Knochengewebe, Springer, Berlin 1956,
                                       103 ff

(44) MEYERHOF, O. a.
     H. GREEN   J. biol. Chem. 178, 655 (1949) 183,
                                       377 (1950)

(45) MÖLLER, H., u.
     G. TRÖMEL   Z. physiol Chem. 213, 263 (1932), Na-
                                       turwiss. 21, 346 (1933)

(46) MORGULIS, S.	J. biol. Chem. 93, 455 (1931)
(47) MUSSGNUG, G.	Medizinische 1956, 1708 Arch. orthop. Unfallchir. 48, 391 (1956)
(47) MUSSGNUG, G. u. G. RODECK,	Langenbecks Arch. u. Dtsch. Z. Chir. 280, 97 (1954)
(48) NEUMAN, W. F., DISTEFANO, V., MULRYAN, B.J. a. E.S. BOYD	J. biol. Cgem. 193, 227, 243 (1951)
(49) NEUMAN, W.F. a. B.J. MULRYAN	ebenda 185, 705 (1950)
(50) NEUMAN, W.F., NEUMAN, M.W., MAIN, E.R. a. B.J. MULRYAN	ebenda 179, 335 (1949)
(51) NEUMAN, W.F. a. R.F. RILEY	ebenda 216, 239 (1939)
(52) NEUMAN, W.F. a. J.B. MULRYAN	ebenda 193, 239 (1951)
(53) NEUMAN, W.F., M.W. NEUMAN, MAIN, E.R. a. B.J. MULRYAN	ebenda 179, 335 (1949)
(54) NEUMAN, W.F. a. J.H. WEIKEL	Ann. N.Y. Acad. Sci. 60, 685 (1955)
(55) POMMER, G.	Arch. klin. Chir. 136, 1 (1924)
(56) RAUTENBERG, E. u. W. KNIPPENBERG	Angew. Chem. 53, 477 (1940)
(57) REMÉ, H.	Dtsch. Z. Chir. 253, 76 (1940); 257, 115 (1943)
(58) RIEDER. W.	Dtsch. Z. Chir. 248, 269 (1936) Arch. klin. Chir. 202, 1 (1941) Mschr. Unfallheilk.,Beiheft 44, (1953)
(59) RIEHM, H.	Z. analyt. Chem. 128, 249 (1948)
(60) ROBINSON, R.	Biochem. J. 17, 286 (1923)
(61) ROBINSON, R.A. a. M.L. WATSON	Ann. N.Y. Acad. Sci. 60, 598 (1953)

(62) ROCHE, J. und
E. BULLINGER Bull. Soc. chim. biol. (Paris) 21, 166 (1936) zit. SCHÜTTE

(63) ROCHE, J. Presse méd. 1944, 50

(64) ROUX, W. zit. BLUMENSAAT

(65) SCHINZ, H.R., BAENSCH, W.E., FRIEDEL, E. u. E. UEHLINGER Lehrbuch d. Röntgendiagnostik, THIEME, Stuttgart 1950

(66) SCHÜTTE, E. Stoffwechsel d. Knochengewebes, in Chemie u. Stoffwechsel von Binde- u. Knochengewebe, Springer, Berlin, 1956, S 77 ff

(67) SCHUHKNECHT, W. Angew. Chem. 50, 299 (1937)

(68) SOBEL, A.E. Ann. N.Y. Acad. Sci. 60, 713 (1953)

(69) SOBEL, A.E. u. A. HANOK J. biol. Chem. 197, 669 (1952)

(70) SUDECK, P. Arch. klin. Chir. 62, 148 (1900)

(71) URBACH u. RAABE in Photokolorimetrische Methoden für Elko-Photometer

(72) WASSERMANN, F. Über die strukturellen Grundlagen der Chemie und des Stoffwechsels der Stützsubstanzen im Binde- und Knochengewebe, in Chemie und Stoffwechsel von Binde- und Knochengewebe, Springer, Berlin, 1956, S. 1 ff

(73) WÖLZ, A. Mitt. inn. Med. u. Grenzgeb. 1956

(74) WOJTA, H. Klin. Wschr. 32, 1025 (1954)

FORSCHUNGSBERICHTE DES WIRTSCHAFTS- UND VERKEHRSMINISTERIUMS NORDRHEIN-WESTFALEN

Herausgegeben von Staatssekretär Prof. Dr. h. c. Leo Brandt

HEFT 1
Prof. Dr.-Ing. E. Flegler, Aachen
Untersuchungen oxydischer Ferromagnet-Werkstoffe
1952, 20 Seiten, DM 6,75

HEFT 2
Prof. Dr. W. Fuchs, Aachen
Untersuchungen über absatzfreie Teeröle
1952, 32 Seiten, 5 Abb., 6 Tabellen, DM 10,—

HEFT 3
Techn.-Wissenschaftl. Büro für die Bastfaserindustrie, Bielefeld
Untersuchungsarbeiten zur Verbesserung des Leinenwebstuhls
1952, 44 Seiten, 7 Abb., 3 Tabellen, DM 12,50

HEFT 4
Prof. Dr. E. A. Müller und Dipl.-Ing. H. Spitzer, Dortmund
Untersuchungen über die Hitzebelastung in Hüttenbetrieben
1952, 28 Seiten, 5 Abb., 1 Tabelle, DM 9,—

HEFT 5
Dipl.-Ing. W. Fister, Aachen
Prüfstand der Turbinenuntersuchungen
1952, 40 Seiten, 30 Abb., 3 Schaltbilder, DM 1,—

HEFT 6
Prof. Dr. W. Fuchs, Aachen
Untersuchungen über die Zusammensetzung und Verwendbarkeit von Schwelteerfraktionen
1952, 36 Seiten, DM 10,50

HEFT 7
Prof. Dr. W. Fuchs, Aachen
Untersuchungen über emsländisches Petrolatum
1952, 36 Seiten, 1 Abb., 17 Tabellen, DM 10,50

HEFT 8
M. E. Meffert und H. Stratmann, Essen
Algen-Großkulturen im Sommer 1951
1953, 52 Seiten, 4 Abb., 20 Tabellen, DM 9,75

HEFT 9
Techn.-Wissenschaftl. Büro für die Bastfaserindustrie, Bielefeld
Untersuchungen über die zweckmäßige Wicklungsart von Leinengarnkreuzspulen unter Berücksichtigung der Anwendung hoher Geschwindigkeiten des Garnes
Vorversuche für Zetteln und Schären von Leinengarnen auf Hochleistungsmaschinen
1952, 48 Seiten, 7 Abb., 7 Tabellen, DM 9,25

HEFT 10
Prof. Dr. W. Vogel, Köln
„Das Streifenpaar" als neues System zur mechanischen Vergrößerung kleiner Verschiebungen und seine technischen Anwendungsmöglichkeiten
1953, 20 Seiten, 6 Abb., DM 4,50

HEFT 11
Laboratorium für Werkzeugmaschinen und Betriebslehre, Technische Hochschule Aachen
1. Untersuchungen über Metallbearbeitung im Fräsvorgang mit Hartmetallwerkzeugen und negativem Spanwinkel
2. Weiterentwicklung des Schleifverfahrens für die Herstellung von Präzisionswerkstücken unter Vermeidung hoher Temperaturen
3. Untersuchung von Oberflächenveredlungsverfahren zur Steigerung der Belastbarkeit hochbeanspruchter Bauteile
1953, 80 Seiten, 61 Abb., DM 15,75

HEFT 12
Elektrowärme-Institut, Langenberg (Rhld.)
Induktive Erwärmung mit Netzfrequenz
1952, 22 Seiten, 6 Abb., DM 5,20

HEFT 13
Techn.-Wissenschaftl. Büro für die Bastfaserindustrie, Bielefeld
Das Naßspinnen von Bastfasergarnen mit chemischen Zusätzen zum Spinnbad
1953, 52 Seiten, 4 Abb., 19 Tabellen, DM 10,—

HEFT 14
Forschungsstelle für Acetylen, Dortmund
Untersuchungen über Aceton als Lösungsmittel für Acetylen
1952, 64 Seiten, 10 Abb., 26 Tabellen, DM 12,25

HEFT 15
Wäschereiforschung Krefeld
Trocknen von Wäschestoffen
1953, 48 Seiten, 14 Abb., 2 Tabellen, DM 9,—

HEFT 16
Max-Planck-Institut für Kohlenforschung, Mülheim a. d. Ruhr
Arbeiten des MPI für Kohlenforschung
1953, 104 Seiten, 9 Abb., DM 17,80

HEFT 17
Ingenieurbüro Herbert Stein, M.-Gladbach
Untersuchung der Verzugsvorgänge in den Streckwerken verschiedener Spinnereimaschinen. 1. Bericht: Vergleichende Prüfung mit verschiedenen Dickenmeßgeräten
1952, 36 Seiten, 15 Abb., DM 8,—

HEFT 18
Wäschereiforschung Krefeld
Grundlagen zur Erfassung der chemischen Schädigung beim Waschen
1953, 68 Seiten, 15 Abb., 15 Tabellen, DM 12,75

HEFT 19
Techn.-Wissenschaftl. Büro für die Bastfaserindustrie, Bielefeld
Die Auswirkung des Schlichtens von Leinengarnketten auf den Verarbeitungswirkungsgrad, sowie die Festigkeit und Dehnungsverhältnisse der Garne und Gewebe
1953, 48 Seiten, 1 Abb., 9 Tabellen, DM 9,—

HEFT 20
Techn.-Wissenschaftl. Büro für die Bastfaserindustrie, Bielefeld
Trocknung von Leinengarnen I
Vorgang und Einwirkung auf die Garnqualität
1953, 62 Seiten, 18 Abb., 5 Tabellen, DM 12,—

HEFT 21
Techn.-Wissenschaftl. Büro für die Bastfaserindustrie, Bielefeld
Trocknung von Leinengarnen II
Spulenanordnung und Luftführung beim Trocknen von Kreuzspulen
1953, 66 Seiten, 22 Abb., 9 Tabellen, DM 13,—

HEFT 22
Techn.-Wissenschaftl. Büro für die Bastfaserindustrie, Bielefeld
Die Reparaturanfälligkeit von Webstühlen
1953, 28 Seiten, 7 Abb., 5 Tabellen, DM 5,80

HEFT 23
Institut für Starkstromtechnik, Aachen
Rechnerische und experimentelle Untersuchungen zur Kenntnis der Metadyne als Umformer von konstanter Spannung auf konstanten Strom
1953, 52 Seiten, 20 Abb., 4 Tafeln, DM 9,75

HEFT 24
Institut für Starkstromtechnik, Aachen
Vergleich verschiedener Generator-Metadyne-Schaltungen in bezug auf statisches Verhalten
1952, 44 Seiten, 23 Abb., DM 8,50

HEFT 25
Gesellschaft für Kohlentechnik mbH., Dortmund-Eving
Struktur der Steinkohlen und Steinkohlen-Kokse
1953, 58 Seiten, DM 11,—

HEFT 26
Techn.-Wissenschaftl. Büro für die Bastfaserindustrie, Bielefeld
Vergleichende Untersuchungen zweier neuzeitlicher Ungleichmäßigkeitsprüfer für Bänder und Garne hinsichtlich ihrer Eignung für die Bastfaserspinnerei
1953, 64 Seiten, 30 Abb., DM 12,50

HEFT 27
Prof. Dr. E. Schratz, Münster
Untersuchungen zur Rentabilität des Arzneipflanzenanbaues Römische Kamille, Anthemis nobilis L.
1953, 16 Seiten, 1 Tabelle, DM 3,60

HEFT 28
Prof. Dr. E. Schratz, Münster
Calendula officinalis L. Studien zur Ernährung, Blütenfüllung und Rentabilität der Drogengewinnung
1953, 24 Seiten, 2 Abb., 3 Tabellen, DM 5,20

HEFT 29
Techn.-Wissenschaftl. Büro für die Bastfaserindustrie, Bielefeld
Die Ausnützung der Leinengarne in Geweben
1953, 100 Seiten, 14 Abb., 10 Tabellen, DM 17,80

HEFT 30
Gesellschaft für Kohlentechnik mbH., Dortmund-Eving
Kombinierte Entaschung und Verschwelung von Steinkohle; Aufarbeitung von Steinkohlenschlämmen zu verkokbarer oder verschwelbarer Kohle
1953, 56 Seiten, 16 Abb., 10 Tabellen, DM 10,50

HEFT 31
Dipl.-Ing. A. Stormanns, Essen
Messung des Leistungsbedarfs von Doppelsteg-Kettenförderern
1954, 54 Seiten, 18 Abb., 3 Anlagen, DM 11,—

HEFT 32
Techn.-Wissenschaftl. Büro für die Bastfaserindustrie, Bielefeld
Der Einfluß der Natriumchloridbleiche auf Qualität und Verwebbarkeit von Leinengarnen und die Eigenschaften der Leinengewebe unter besonderer Berücksichtigung des Einsatzes von Schützen- und Spulenwechselautomaten in der Leinenweberei
1953, 64 Seiten, 2 Abb., 12 Tabellen, DM 11,50

HEFT 33
Kohlenstoffbiologische Forschungsstation e. V.
Eine Methode zur Bestimmung von Schwefeldioxyd und Schwefelwasserstoff in Rauchgasen und in der Atmosphäre
1953, 32 Seiten, 8 Abb., 3 Tabellen, DM 6,50

HEFT 34
Textilforschungsanstalt Krefeld
Quellungs- und Entquellungsvorgänge bei Faserstoffen
1953, 52 Seiten, 13 Abb., 13 Tabellen, DM 9,80

WESTDEUTSCHER VERLAG · KÖLN UND OPLADEN

HEFT 35
Professor Dr. W. Kast, Krefeld
Feinstrukturuntersuchungen an künstlichen Zellulosefasern verschiedener Herstellungsverfahren. Teil I: Der Orientierungszustand
1953, 74 Seiten, 30 Abb., 7 Tabellen, DM 13,80

HEFT 36
Forschungsinstitut der feuerfesten Industrie, Bonn
Untersuchungen über die Trocknung von Rohton
Untersuchungen über die chemische Reinigung von Silika- und Schamotte-Rohstoffen mit chlorhaltigen Gasen
1953, 60 Seiten, 5 Abb., 5 Tabellen, DM 11,—

HEFT 37
Forschungsinstitut der feuerfesten Industrie, Bonn
Untersuchungen über den Einfluß der Probenvorbereitung auf die Kaltdruckfestigkeit feuerfester Steine
1953, 40 Seiten, 2 Abb., 5 Tabellen, DM 7,80

HEFT 38
Forschungsstelle für Acetylen, Dortmund
Untersuchungen über die Trocknung von Acetylen zur Herstellung von Dissousgas
1953, 36 Seiten, 11 Abb., 3 Tabellen, DM 6,80

HEFT 39
Forschungsgesellschaft Blechverarbeitung e. V., Düsseldorf
Untersuchungen an prägegemusterten und vorgelochten Blechen
1953, 46 Seiten, 34 Abb., DM 9,50

HEFT 40
Landesgeologe Dr.-Ing. W. Wolff,
Amt für Bodenforschung, Krefeld
Untersuchungen über die Anwendbarkeit geophysikalischer Verfahren zur Untersuchung von Spateisengängen im Siegerland
1953, 46 Seiten, 8 Abb., DM 8,80

HEFT 41
Techn.-Wissenschaftl. Büro für die Bastfaserindustrie, Bielefeld
Untersuchungsarbeiten zur Verbesserung des Leinenwebstuhles II
1953, 40 Seiten, 4 Abb., 5 Tabellen, DM 7,80

HEFT 42
Professor Dr. B. Helferich, Bonn
Untersuchungen über Wirkstoffe — Fermente — in der Kartoffel und die Möglichkeit ihrer Verwendung
1953, 58 Seiten, 9 Abb., DM 11,—

HEFT 43
Forschungsgesellschaft Blechverarbeitung e. V., Düsseldorf
Forschungsergebnisse über das Beizen von Blechen
1953, 48 Seiten, 38 Abb., 2 Tabellen, DM 11,30

HEFT 44
Arbeitsgemeinschaft für praktische Dehnungsmessung, Düsseldorf
Eigenschaften und Anwendungen von Dehnungsmeßstreifen
1953, 68 Seiten, 43 Abb., 2 Tabellen, DM 13,70

HEFT 45
Losenhausenwerk Düsseldorfer Maschinenbau AG., Düsseldorf
Untersuchungen von störenden Einflüssen auf die Lastgrenzenanzeige von Dauerschwingprüfmaschinen
1953, 36 Seiten, 11 Abb., 3 Tabellen, DM 7,25

HEFT 46
Prof. Dr. W. Fuchs, Aachen
Untersuchungen über die Aufbereitung von Wasser für die Dampferzeugung in Benson-Kesseln
1953, 58 Seiten, 18 Abb., 9 Tabellen, DM 11,20

HEFT 47
Prof. Dr.-Ing. K. Krekeler, Aachen
Versuche über die Anwendung der induktiven Erwärmung zum Sintern von hochschmelzenden Metallen sowie zur Anlegierung und Vergütung von aufgespritzten Metallschichten mit dem Grundwerkstoff
1954, 66 Seiten, 39 Abb., DM 13,90

HEFT 48
Max-Planck-Institut für Eisenforschung, Düsseldorf
Spektrochemische Analyse der Gefügebestandteile in Stählen nach ihrer Isolierung
1953, 38 Seiten, 8 Abb., 5 Tabellen, DM 7,80

HEFT 49
Max-Planck-Institut für Eisenforschung, Düsseldorf
Untersuchungen über Ablauf der Desoxydation und die Bildung von Einschlüssen in Stählen
1953, 52 Seiten, 19 Abb., 3 Tabellen, DM 12,40

HEFT 50
Max-Planck-Institut für Eisenforschung, Düsseldorf
Flammenspektralanalytische Untersuchung der Ferritzusammensetzung in Stählen
1953, 44 Seiten, 15 Abb., 4 Tabellen, DM 8,60

HEFT 51
Verein zur Förderung von Forschungs- und Entwicklungsarbeiten in der Werkzeugindustrie e. V., Remscheid
Untersuchungen an Kreissägeblättern für Holz, Fehler- und Spannungsprüfverfahren
1953, 50 Seiten, 23 Abb., DM 10,—

HEFT 52
Forschungsstelle für Acetylen, Dortmund
Untersuchungen über den Umsatz bei der explosiblen Zersetzung von Azetylen
a) Zersetzung von gasförmigem Azetylen
b) Zersetzung von an Silikagel absorbiertem Azetylen
1954, 48 Seiten, 8 Abb., 10 Tabellen, DM 9,25

HEFT 53
Professor Dr.-Ing. H. Opitz, Aachen
Reibwert und Verschleißmessungen an Kunststoffgleitführungen für Werkzeugmaschinen
1954, 38 Seiten, 18 Abb., DM 8,20

HEFT 54
Professor Dr.-Ing. F. A. F. Schmidt, Aachen
Schaffung von Grundlagen für die Erhöhung der spez. Leistung und Herabsetzung des spez. Brennstoffverbrauches bei Ottomotoren mit Teilbericht über Arbeiten an einem neuen Einspritzverfahren
1954, 34 Seiten, 15 Abb., DM 7,40

HEFT 55
Forschungsgesellschaft Blechverarbeitung e. V., Düsseldorf
Chemisches Glänzen von Messing und Neusilber
1954, 50 Seiten, 21 Abb., 1 Tabelle, DM 10,20

HEFT 56
Forschungsgesellschaft Blechverarbeitung e. V., Düsseldorf
Untersuchungen über einige Probleme der Behandlung von Blechoberflächen
1954, 52 Seiten, 42 Abb., DM 11,20

HEFT 57
Prof. Dr.-Ing. F. A. F. Schmidt, Aachen
Untersuchungen zur Erforschung des Einflusses des chemischen Aufbaues des Kraftstoffes auf sein Verhalten im Motor und in Brennkammern von Gasturbinen
1954, 70 Seiten, 32 Abb., DM 14,60

HEFT 58
Gesellschaft für Kohlentechnik mbH., Dortmund
Herstellung und Untersuchung von Steinkohlenschwelteer
1954, 74 Seiten, 9 Abb., 9 Tabellen, DM 13,75

HEFT 59
Forschungsinstitut der Feuerfest-Industrie. e. V., Bonn
Ein Schnellanalysenverfahren zur Bestimmung von Aluminiumoxyd, Eisenoxyd und Titanoxyd in feuerfestem Material mittels organischer Farbreagenzien auf photometrischem Wege
Untersuchungen des Alkali-Gehaltes feuerfester Stoffe mit dem Flammenphotometer nach Riehm-Lange
1954, 62 Seiten, 12 Abb., 3 Tabellen, DM 11,60

HEFT 60
Forschungsgesellschaft Blechverarbeitung e. V., Düsseldorf
Untersuchungen über das Spritzlackieren im elektrostatischen Hochspannungsfeld
1954, 82 Seiten, 53 Abb., 7 Tabellen, DM 17,—

HEFT 61
Verein zur Förderung von Forschungs- und Entwicklungsarbeiten in der Werkzeugindustrie e. V., Remscheid
Schwingungs- und Arbeitsverhalten von Kreissägeblättern für Holz
1954, 54 Seiten, 31 Abb., DM 11,40

HEFT 62
Professor Dr. W. Franz, Institut für theoretische Physik der Universität Münster
Berechnung des elektrischen Durchschlags durch feste und flüssige Isolatoren
1954, 36 Seiten, DM 7,—

HEFT 63
Textilforschungsanstalt Krefeld
Neue Methoden zur Untersuchung der Wirkungsweise von Textilhilfsmitteln
Untersuchungen über Schlichtungs- und Entschlichtungsvorgänge
1954, 34 Seiten, 1 Abb., 5 Tabellen, DM 6,80

HEFT 64
Textilforschungsanstalt Krefeld
Die Kettenlängenverteilung von hochpolymeren Faserstoffen
Über die fraktionierte Fällung von Polyamiden
1954, 44 Seiten, 13 Abb., DM 8,60

HEFT 65
Fachverband Schneidwarenindustrie, Solingen
Untersuchungen über das elektrolytische Polieren von Tafelmesserklingen aus rostfreiem Stahl
1954, 90 Seiten, 38 Abb., 9 Tabellen, DM 17,35

HEFT 66
Dr.-Ing. P. Füsgen VDI †, Düsseldorf
Untersuchungen über das Auftreten des Ratterns bei selbsthemmenden Schneckengetrieben und seine Verhütung
1954, 32 Seiten, 5 Abb., DM 6,60

HEFT 67
Heinrich Wösthoff o. H. G., Apparatebau, Bochum
Entwicklung einer chemisch-physikalischen Apparatur zur Bestimmung kleinster Kohlenoxyd-Konzentrationen
1954, 94 Seiten, 48 Abb., 2 Tabellen, DM 18,25

HEFT 68
Kohlenstoffbiologische Forschungsstation e. V., Essen
Algengroßkulturen im Sommer 1952
II. Über die unsterile Großkultur von Scenedesmus obliquus
1954, 62 Seiten, 3 Abb., 29 Tabellen, DM 11,40

HEFT 69
Wäschereiforschung Krefeld
Bestimmung des Faserabbaues bei Leinen unter besonderer Berücksichtigung der Leinengarnbleiche
1954, 48 Seiten, 15 Abb., 3 Tabellen, DM 9,60

HEFT 70
Wäschereiforschung Krefeld
Trocknen von Wäschestoffen
1954, 52 Seiten, 18 Abb., 3 Tabellen, DM 10,—

HEFT 71
Prof. Dr.-Ing. K. Leist, Aachen
Kleingasturbinen, insbesondere zum Fahrzeugantrieb
1954, 114 Seiten, 85 Abb., DM 22,—

HEFT 72
Prof. Dr.-Ing. K. Leist, Aachen
Beitrag zur Untersuchung von stehenden geraden Turbinengittern mit Hilfe von Druckverteilungsmessungen
1954, 152 Seiten, 111 Abb., DM 36,20

HEFT 73
Prof. Dr.-Ing. K. Leist, Aachen
Spannungsoptische Untersuchungen von Turbinenschaufelfüßen
1954, 66 Seiten, 46 Abb., 2 Tabellen, DM 14,60

HEFT 74
Max-Planck-Institut für Eisenforschung, Düsseldorf
Versuche zur Klärung des Umwandlungsverhaltens eines sonderkarbidbildenden Chromstahls
1954, 58 Seiten, 10 Abb., DM 14,—

HEFT 75
Max-Planck-Institut für Eisenforschung, Düsseldorf
Zeit-Temperatur-Umwandlungs-Schaubilder als Grundlage der Wärmebehandlung der Stähle
1954, 44 Seiten, 13 Abb., DM 8,70

HEFT 76
Max-Planck-Institut für Arbeitsphysiologie, Dortmund
Arbeitstechnische und arbeitsphysiologische Rationalisierung von Mauersteinen
1954, 52 Seiten, 12 Abb., 3 Tabellen, DM 10,20

HEFT 77
Meteor Apparatebau Paul Schmeck GmbH., Siegen
Entwicklung von Leuchtstoffröhren hoher Leistung
1954, 46 Seiten, 12 Abb., 2 Tabellen, DM 9,15

HEFT 78
Forschungsstelle für Acetylen, Dortmund
Über die Zustandsgleichung des gasförmigen Acetylens und das Gleichgewicht Acetylen — Aceton
1954, 42 Seiten, 3 Abb., 8 Tabellen, DM 8,—

HEFT 79
Techn.-Wissenschaftl. Büro für die Bastfaserindustrie, Bielefeld
Trocknung von Leinengarnen III
Spinnspulen- und Spinnkopstrocknung
Vorgang und Einwirkung auf die Garnqualität
1954, 74 Seiten, 18 Abb., 10 Tabellen, DM 14,—

WESTDEUTSCHER VERLAG · KÖLN UND OPLADEN

HEFT 80
Techn.-Wissenschaftl. Büro für die Bastfaserindustrie, Bielefeld
Die Verarbeitung von Leinengarn auf Webstühlen mit und ohne Oberbau
1954, 30 Seiten, 2 Abb., 2 Tabellen, DM 6,—

HEFT 81
Prüf- und Forschungsinstitut für Ziegeleierzeugnisse, Essen-Kray
Die Einführung des großformatigen Einheits-Gitterziegels im Lande Nordrhein-Westfalen
1954, 54 Seiten, 2 Abb., 2 Tabellen, DM 10,—

HEFT 82
Vereinigte Aluminium-Werke AG., Bonn
Forschungsarbeiten auf dem Gebiet der Veredelung von Aluminium-Oberflächen
1954, 46 Seiten, 34 Abb., DM 9,60

HEFT 83
Prof. Dr. S. Strugger, Münster
Über die Struktur der Proplastiden
1954, 30 Seiten, 15 Abb., DM 8,40

HEFT 84
Dr. H. Baron, Düsseldorf
Über Standardisierung von Wundtextilien
1954, 32 Seiten, DM 6,40

HEFT 85
Textilforschungsanstalt Krefeld
Physikalische Untersuchungen an Fasern, Fäden, Garnen und Geweben:
Untersuchungen am Knickscheuergerät nach Weltzien
1954, 40 Seiten, 11 Abb., 8 Tabellen, DM 10,—

HEFT 86
Prof. Dr.-Ing. H. Opitz, Aachen
Untersuchungen über das Fräsen von Baustahl sowie über den Einfluß des Gefüges auf die Zerspanbarkeit
1954, 108 Seiten, 73 Abb., 7 Tabellen, DM 22,—

HEFT 87
Gemeinschaftsausschuß Verzinken, Düsseldorf
Untersuchungen über Güte von Verzinkungen
1954, 68 Seiten, 56 Abb., 3 Tabellen, DM 15,30

HEFT 88
Gesellschaft für Kohlentechnik mbH., Dortmund-Eving
Oxydation von Steinkohle mit Salpetersäure
1954, 62 Seiten, 2 Abb., 1 Tabelle, DM 11,50

HEFT 89
Verein Deutscher Ingenieure, Gleitlagerforschung, Düsseldorf und Prof. Dr.-Ing. G. Vogelpohl, Göttingen
Versuche mit Preßstoff-Lagern für Walzwerke
1954, 70 Seiten, 34 Abb., DM 14,10

HEFT 90
Forschungs-Institut der Feuerfest-Industrie, Bonn
Das Verhalten von Silikasteinen im Siemens-Martin-Ofengewölbe
1954, 62 Seiten, 15 Abb., 11 Tabellen, DM 11,90

HEFT 91
Forschungs-Institut der Feuerfest-Industrie, Bonn
Untersuchungen des Zusammenhangs zwischen Leistung und Kohlenverbrauch von Kammeröfen zum Brennen von feuerfesten Materialien
1954, 42 Seiten, 6 Abb., DM 8,30

HEFT 92
Techn.-Wissenschaftl. Büro für die Bastfaserindustrie, Bielefeld und Laboratorium für textile Meßtechnik, M.-Gladbach
Messungen von Vorgängen am Webstuhl
1954, 76 Seiten, 45 Abb., DM 15,50

HEFT 93
Prof. Dr. W. Kast, Krefeld
Spinnversuche zur Strukturerfassung künstlicher Zellulosefasern
1954, 82 Seiten, 39 Abb., 6 Tabellen, DM 16,—

HEFT 94
Prof. Dr. G. Winter, Bonn
Die Heilpflanzen des MATTHIOLUS (1611) gegen Infektionen der Harnwege und Verunreinigung der Wunden bzw. zur Förderung der Wundheilung im Lichte der Antibiotikaforschung
1954, 58 Seiten, 1 Abb., 2 Tabellen, DM 11,50

HEFT 95
Prof. Dr. G. Winter, Bonn
Untersuchungen über die flüchtigen Antibiotika aus der Kapuziner- (Tropaeolum maius) und Gartenkresse (Lepidium sativum) und ihr Verhalten im menschlichen Körper bei Aufnahme von Kapuziner- bzw. Gartenkressensalat per os
1955, 74 Seiten, 9 Abb., 25 Tabellen, DM 14,—

HEFT 96
Dr.-Ing. P. Koch, Dortmund
Austritt von Exoelektronen aus Metalloberflächen unter Berücksichtigung der Verwendung des Effektes für die Materialprüfung
1954, 34 Seiten, 13 Abb., DM 7,—

HEFT 97
Ing. H. Stein, Laboratorium für textile Meßtechnik, M.-Gladbach
Untersuchung der Verzugsvorgänge an den Streckwerken verschiedener Spinnereimaschinen
2. Bericht: Ermittlung der Haft-Gleiteigenschaften von Faserbändern und Vorgarnen
1955, 98 Seiten, 54 Abb., DM 21,—

HEFT 98
Fachverband Gesenkschmieden, Hagen
Die Arbeitsgenauigkeit beim Gesenkschmieden unter Hämmern
1955, 132 Seiten, 55 Abb., 9 Tabellen, DM 24,75

HEFT 99
Prof. Dr.-Ing. G. Garbotz, Aachen
Der Kraft- und Arbeitsaufwand sowie die Leistungen beim Biegen von Bewehrungsstählen in Abhängigkeit von den Abmessungen, den Formen und der Güte der Stähle (Ermittlung von Leistungsrichtlinien)
1955, 136 Seiten, 53 Abb., 3 Anlagen, 18 Tabellen, DM 30,—

HEFT 100
Prof. Dr.-Ing. H. Opitz, Aachen
Untersuchungen von elektrischen Antrieben, Steuerungen und Regelungen an Werkzeugmaschinen
1955, 166 Seiten, 71 Abb., 3 Tabellen, DM 31,30

HEFT 101
Prof. Dr.-Ing. H. Opitz, Aachen
Wirtschaftlichkeitsbetrachtungen beim Außenrundschleifen
1955, 100 Seiten, 56 Abb., 3 Tabellen, DM 19,30

HEFT 102
Dr. P. Hölemann, Ing. R. Hasselmann und Ing. G. Dix, Dortmund
Untersuchungen über die thermische Zündung von explosiblen Acetylenzersetzungen in Kapillaren
1954, 44 Seiten, 5 Abb., 4 Tabellen, DM 8,60

HEFT 103
Prof. Dr. W. Weizel, Bonn
Durchführung von experimentellen Untersuchungen über den zeitlichen Ablauf von Funken in komprimierten Edelgasen sowie zu deren mathematischen Berechnung
1955, 46 Seiten, 12 Abb., DM 9,10

HEFT 104
Prof. Dr. W. Weizel, Bonn
Über den Einfluß der Elektroden auf die Eigenschaften von Cadmium-Sulfid-Widerstands-Photozellen
1955, 48 Seiten, 12 Abb., DM 9,45

HEFT 105
Dr.-Ing. R. Meldau, Harsewinkel/Westf.
Auswertung von Gekörn — Analysen des Musterstaubes „Flugasche Fortuna I"
1955, 42 Seiten, 14 Abb., DM 8,50

HEFT 106
ORR. Dr.-Ing. W. Küch, Dortmund
Untersuchungen über die Einwirkung von feuchtigkeitsgesättigter Luft auf die Festigkeit von Leimverbindungen
1954, 60 Seiten, 10 Abb., 6 Tabellen, DM 11,40

HEFT 107
Prof. Dr. H. Lange und Dipl.-Phys. P. St. Pütter, Köln
Über die Konstruktion von Laboratoriumsmagneten
1955, 66 Seiten, 19 Abb., 1 Tabelle, DM 12,30

HEFT 108
Prof. Dr. W. Fuchs, Aachen
Untersuchungen über neue Beizmethoden und Beizabwässer
I. Die Entzunderung von Drähten mit Natriumhydrid
II. Die Aufbereitung von Beizabwässern
1955, 82 S., 15 Abb., 14 Tabellen, 1 Falttafel, DM 15,25

HEFT 109
Dr. P. Hölemann und Ing. R. Hasselmann, Dortmund
Untersuchungen über die Löslichkeit von Azetylen in verschiedenen organischen Lösungsmitteln
1954, 42 Seiten, 10 Abb., 8 Tabellen, DM 8,30

HEFT 110
Dr. P. Hölemann und Ing. R. Hasselmann, Dortmund
Untersuchungen über den Druckverlauf bei der explosiblen Zersetzung von gasförmigem Azetylen
1955, 54 Seiten, 10 Abb., 5 Tabellen, DM 11,—

HEFT 111
Fachverband Steinzeugindustrie, Köln
Die Entwicklung eines Gerätes zur Beschickung seitlicher Feuer von Steinzeug-Einzelkammeröfen mit festen Brennstoffen
1955, 46 Seiten, 16 Abb., DM 9,40

HEFT 112
Prof. Dr.-Ing. H. Opitz, Aachen
Verschleißmessungen beim Drehen mit aktivierten Hartmetallwerkzeugen
1954, 44 Seiten, 17 Abb., 6 Tabellen, DM 8,80

HEFT 113
Prof. Dr. O. Graf, Dortmund
Erforschung der geistigen Ermüdung und nervösen Belastung: Studien über die vegetative 24-Stunden-Rhythmik in Ruhe und unter Belastung
1955, 40 Seiten, 12 Abb., DM 8,20

HEFT 114
Prof. Dr. O. Graf, Dortmund
Studien über Fließarbeitsprobleme an einer praxisnahen Experimentieranlage
1954, 34 Seiten, 6 Abb., DM 7,—

HEFT 115
Prof. Dr. O. Graf, Dortmund
Studium über Arbeitspausen in Betrieben bei freier und zeitgebundener Arbeit (Fließarbeit) und ihre Auswirkung auf die Leistungsfähigkeit
1955, 50 Seiten, 13 Abb., 2 Tabellen, DM 9,80

HEFT 116
Prof. Dr.-Ing. E. Siebel und Dr.-Ing. H. Weiss, Stuttgart
Untersuchungen an einigen Problemen des Tiefziehens — I. Teil
1955, 74 Seiten, 50 Abb., 5 Tabellen, DM 14,50

HEFT 117
Dr.-Ing. H. Beißwänger, Stuttgart, und Dr.-Ing. S. Schwandt, Trier
Untersuchungen an einigen Problemen des Tiefziehens — II. Teil
1955, 92 Seiten, 34 Abb., 8 Tabellen, DM 17,70

HEFT 118
Prof. Dr. E. A. Müller und Dr. H. G. Wenzel, Dortmund
Neuartige Klima-Anlage zur Erzeugung ungleicher Luft- und Strahlungstemperaturen in einem Versuchsraum
1955, 68 Seiten, 10 z. T. mehrfarb. Abb., DM 14,—

HEFT 119
Dr.-Ing. O. Viertel, Krefeld
Wäscherei- und energietechnische Untersuchung einer Gemeinschafts-Waschanlage
1955, 50 Seiten, 18 Abb., DM 10,20

HEFT 120
Dipl.-Ing. A. Weisbecker, Lüdenscheid
Über Anfressung an Reinstaluminium-Schweißnähten bei der elektrolytischen Oxydation
Gebr. Hörstermann GmbH., Velbert
Entwicklung und Erprobung eines neuartigen Gummibandförderers
1955, 46 Seiten, 18 Abb., DM 9,70

HEFT 121
Dr. H. Krebs, Bonn
I. Die Struktur und die Eigenschaften der Halbmetalle
II. Die Bestimmung der Atomverteilung in amorphen Substanzen
III. Die chemische Bindung in anorganischen Festkörpern und das Entstehen metallischer Eigenschaften
1955, 124 Seiten, 36 Abb., 13 Tabellen, DM 22,90

HEFT 122
Prof. Dr. W. Fuchs, Aachen
Untersuchungen zur Verbesserung der Wasseraufbereitung und Wasseranalyse:
Über die Schnellbewertung von Ionenaustauscher
1955, 62 Seiten, 32 Abb., DM 12,30

HEFT 123
Dipl.-Ing. J. Emondts, Aachen
Über Bodenverformungen bei stark gestörtem und mächtigem, wasserführendem Deckgebirge im Aachener Steinkohlengebiet
1955, 196 Seiten, 37 Abb., 10 Tabellen, DM 28,80

HEFT 124
Prof. Dr. R. Seyffert, Köln
Wege und Kosten der Distribution der Hausratwaren im Lande Nordrhein-Westfalen
1955, 74 Seiten, 25 Tabellen, DM 9,—

WESTDEUTSCHER VERLAG · KÖLN UND OPLADEN

HEFT 125
Prof. Dr. E. Kappler, Münster
Eine neue Methode zur Bestimmung von Kondensations-Koeffizienten von Wasser
1955, 46 Seiten, 11 Abb., 1 Tabelle, DM 9,10

HEFT 126
Prof. Dr.-Ing. J. Mathieu, Aachen
Arbeitszeitvergleich
Grundlagen, Methodik und praktische Durchführung
1955, 70 Seiten, DM 13,—

HEFT 127
Güteschutz Betonstein e. V., Arbeitskreis Nordrhein-Westfalen, Dortmund
Die Betonwaren-Gütesicherung im Lande Nordrhein-Westfalen
1955, 58 Seiten, 15 Abb., 3 Tabellen, DM 11,50

HEFT 128
Prof. Dr. O. Schmitz-DuMont, Bonn
Untersuchungen über Reaktionen in flüssigem Ammoniak
1955, 96 Seiten, 11 Abb., 6 Tabellen, DM 17,75

HEFT 129
Prof. Dr.-Ing. J. Mathieu und Dr. C. A. Roos, Aachen
Die Anlernung von Industriearbeitern
I. Ergebnisse einer grundsätzlichen Untersuchung der gegenwärtigen Industriearbeiter-Kurzanlernung
1955, 106 Seiten, DM 19,70

HEFT 130
Prof. Dr.-Ing. J. Mathieu und Dr. C. A. Roos, Aachen
Die Anlernung von Industriearbeitern
II. Beiträge zur Methodenfrage der Kurzanlernung
1955, 108 Seiten, DM 19,90

HEFT 131
Dr. W. Hoerburger, Köln
Versuche zur Biosynthese von Eiweiß aus Kohlenwasserstoff
1955, 34 Seiten, 2 Abb., DM 6,90

HEFT 132
Prof. Dr. W. Seith, Münster
Über Diffusionserscheinungen in festen Metallen
1955, 42 Seiten, 19 Abb., 4 Tabellen, DM 9,10

HEFT 133
Prof. Dr. E. Jenckel, Aachen
Über einen für Schwermetalle selektiven Ionenaustauscher
1955, 48 Seiten, 8 Abb., 13 Tabellen, DM 9,50

HEFT 134
Prof. Dr.-Ing. H. Winterhager, Aachen
Über die elektrochemischen Grundlagen der Schmelzfluß-Elektrolyse von Bleisulfid in geschmolzenen Mischungen mit Bleichlorid
1955, 54 Seiten, 20 Abb., 5 Tabellen, DM 11,80

HEFT 135
Prof. Dr.-Ing. K. Krekeler und Dr.-Ing. H. Peukert, Aachen
Die Änderung der mechanischen Eigenschaften thermoplastischer Kunststoffe durch Warmrecken
1955, 54 Seiten, 27 Abb., DM 11,10

HEFT 136
Dipl.-Phys. P. Pilz, Remscheid
Über spezielle Probleme der Zerkleinerungstechnik von Weichstoffen
1955, 58 Seiten, 19 Abb., 2 Tabellen, DM 11,50

HEFT 137
Prof. Dr. W. Baumeister, Münster
Beiträge zur Mineralstoffernährung der Pflanzen
1955, 64 Seiten, 6 Tabellen, DM 11,80

HEFT 138
Dr. P. Hölemann und Ing. R. Hasselmann, Dortmund
Untersuchungen über die Zersetzungswärme von gasförmigem und in Azeton gelöstem Azetylen
1955, 54 Seiten, 8 Abb., 7 Tabellen, DM 10,40

HEFT 139
Prof. Dr. W. Fuchs, Aachen
Studien über die thermische Zersetzung der Kohle und die Kohlendestillatprodukte
1955, 64 Seiten, 20 Abb., 22 Tabellen, DM 11,80

HEFT 140
Dr.-Ing. G. Hausberg, Essen
Modellversuche an Zyklonen
1955, 78 Seiten, 24 Abb., DM 15,70

HEFT 141
Dr. J. van Calker und Dr. R. Wienecke, Münster
Untersuchungen über den Einfluß dritter Analysenpartner auf die spektrochemische Analyse
1955, 42 Seiten, 15 Abb., DM 9,10

HEFT 142
Dipl.-Ing. G. M. F. Wiebel, Hannover, A. Konermann und A. Ottenheym, Sennelager
Entwicklung eines Kalksandleichtsteines
1955, 38 Seiten, 4 Abb., DM 8,—

HEFT 143
Prof. Dr. F. Wever, Dr. A. Rose und Dipl.-Ing. W. Straßburg, Düsseldorf
Härtbarkeit und Umwandlungsverhalten der Stähle
1955, 50 Seiten, 12 Abb., 3 Tabellen, DM 10,70

HEFT 144
Prof. Dr. H. Wurmbach, Bonn
Steuerung von Wachstum und Formbildung
1955, 48 Seiten, 19 Abb., DM 10,30

HEFT 145
Dr. G. Hennemann, Werdohl (Westf.)
Beitrag zur Interpretation der modernen Atomphysik
1955, 34 Seiten, DM 10,—

HEFT 146
Dr.-Ing. F. Gruß, Düsseldorf
Sterilisation mit Heißluft
1955, 34 Seiten, 10 Abb., DM 7,70

HEFT 147
Dr.-Ing. W. Rudisch, Unna
Untersuchung einer drehelastischen Elektromagnet-Synchronkupplung
1955, 82 Seiten, 65 Abb., DM 17,70

HEFT 148
Prof. Dr. H. Bittel u. Dipl.-Phys. L. Storm, Münster
Untersuchungen über Widerstandsrauschen
1955, 40 Seiten, 5 Abb., DM 8,40

HEFT 149
Dipl.-Ing. K. Konopicky und Dipl.-Chem. P. Kampa, Bonn
I. Beitrag zur flammenphotometrischen Bestimmung des Calciums
Dr.-Ing. K. Konopicky, Bonn
II. Die Wanderung von Schlackenbestandteilen in feuerfesten Baustoffen
1955, 54 Seiten, 10 Abb., 5 Tabellen, DM 11,—

HEFT 150
Prof. Dr.-Ing. O. Kienzle und Dipl.-Ing. W. Timmerbeil, Hannover
Das Durchziehen enger Kragen an ebenen Fein- und Mittelblechen
1955, 52 Seiten, 20 Abb., 8 Tabellen, DM 11,30

HEFT 151
Dipl.-Ing. P. Karabasch, Aachen
Feststellung des optimalen Gasgehaltes von Bronzen zur Erzielung druckdichter Gußstücke
1956, 64 Seiten, 31 Abb., 5 Tabellen, DM 13,90

HEFT 152
Dipl.-Ing. G. Müller, Köln
Ermittlung der Laufeigenschaften (Vergießbarkeit) von Bronze und Rotguß mittels der Schneider-Gießspirale
1955, 60 Seiten, 33 Abb., DM 13,30

HEFT 153
Prof. Dr. F. Wever, Dr.-Ing. W. A. Fischer und Dipl.-Ing. J. Engelbrecht, Düsseldorf
I. Die Reduktion sauerstoffhaltiger Eisenschmelzen im Hochvakuum mit Wasserstoff und Kohlenstoff
II. Einfluß geringer Sauerstoffgehalte auf das Gefüge und Alterungsverhalten von Reineisen
1955, 54 Seiten, 15 Abb., 2 Tabellen, DM 12,40

HEFT 154
Prof. Dr.-Ing. P. Bardenheuer und Dr.-Ing. W. A. Fischer, Düsseldorf
Die Verschlackung von Titan aus Stahlschmelzen im sauren und basischen Hochfrequenzofen unter verschiedenen Schlacken
1955, 36 Seiten, 10 Abb., 1 Tabelle, DM 7,95

HEFT 155
Dipl.-Phys. K. H. Schirmer, München
Die auf Grau abgestimmte Farbwiedergabe im Dreifarbenbuchdruck
1955, 46 Seiten, 17 Abb., 2 Farbtafeln, DM 10,—

HEFT 156
Prof. Dr.-Ing. B. von Borries und Mitarbeiter, Düsseldorf
Die Entwicklung regelbarer permanentmagnetischer Elektronenlinsen hoher Brechkraft und eines mit ihnen ausgerüsteten Elektronenmikroskopes neuer Bauart
1956, 102 Seiten, 52 Abb., DM 22,55

HEFT 157
Dr. W. Jawtusch, Dr. G. Schuster und Prof. Dr.-Ing. R. Jaeckel, Bonn
Untersuchungen über die Stoßvorgänge zwischen neutralen Atomen und Molekülen
1955, 48 Seiten, 15 Abb., 3 Tabellen, DM 10,50

HEFT 158
Dipl.-Ing. W. Rosenkranz, Meinerzhagen
Ein Beitrag zum Problem der Spannungskorrosion bei Preßprofilen und Preßteilen aus Aluminium-Legierungen
1956, 112 Seiten, 61 Abb., 5 Tabellen, DM 27,40

HEFT 159
Dr.-Ing. O. Viertel und O. Oldenroth, Krefeld
Das Bleichen von Weißwäsche mit Wasserstoffsuperoxyd bzw. Natriumhypochlorit beim maschinellen Waschen
1955, 54 Seiten, 23 Abb., 2 Tabellen, DM 11,45

HEFT 160
Prof. Dr. W. Klemm, Münster
Über neue Sauerstoff- und Fluor-haltige Komplexe
1955, 50 Seiten, 13 Abb., 7 Tabellen, DM 10,80

HEFT 161
Prof. Dr. W. Weltzien und Dr. G. Hauschild, Krefeld
Über Silikone und ihre Anwendung in der Textilveredlung
1955, 162 Seiten, 22 Abb., 10 Tabellen, DM 27,—

HEFT 162
Prof. Dr. F. Wever, Prof. Dr. A. Kochendörfer und Dr.-Ing. Chr. Rohrbach, Düsseldorf
Kennzeichnung der Sprödbruchneigung von Stählen durch Messung der Fließspannung, Reißspannung und Brucheinschnürung an dreiachsig beanspruchten Proben
1955, 58 Seiten, 26 Abb., DM 13,—

HEFT 163
Dipl.-Ing. W. Rohs und Text.-Ing. H. Griese, Bielefeld
Untersuchungsarbeiten zur Verbesserung des Leinenwebstuhls III
1955, 80 Seiten, 15 Abb., 18 Tabellen, DM 15,80

HEFT 164
Dr.-Ing. H. Schmachtenberg, Köln
Neuartige Prüfeinrichtungen für Kraftfahrzeuge
1955, 44 Seiten, 23 Abb., DM 9,60

HEFT 165
Dr.-Ing. W. Wilhelm, Aachen
Instationäre Gasströmung im Auspuffsystem eines Zweitaktmotors
1955, 62 Seiten, 31 Abb., 8 Tabellen, DM 13,60

HEFT 166
Prof. Dr. M. v. Stackelberg, Dr. H. Heindze, Dr. H. Hübschke und Dr. K. H. Frangen, Bonn
Kolloidchemische Untersuchungen
1955, 106 Seiten, 8 Abb., 13 Tabellen, DM 21,25

HEFT 167
Prof. Dr.-Ing. F. Schuster, Essen
I. Über die Heißkarburierung von Brenngasen mit Ölen und Teeren
II. Die Strahlungsvorgänge in brennstoffbeheizten Öfen bei verschiedenen Verbrennungsatmosphären
1955, 38 Seiten, 8 Abb., DM 8,30

HEFT 168
Prof. Dr.-Ing. F. Schuster, Essen
I. Luftvorwärmung an Gasfeuerungen
II. Heizwerthöhe von Brenngasen und Wirkungsgrad sowie Gasverbrauch bei der Gasverwendung
III. Sauerstoffangereicherte Luft und feuerungstechnische Kenngrößen von Brenngasen
1955, 60 Seiten, 18 Abb., DM 12,50

HEFT 169
Forschungsinstitut für Pigmente und Lacke, Stuttgart
Arbeiten über die Bestimmung des Gebrauchswertes von Lackfilmen durch physikalische Prüfungen
1955, 70 Seiten, 23 Abb., 4 Tabellen, DM 15,—

HEFT 170
Prof. Dr. F. Wever, Dr. A. Rose und Dipl.-Ing L. Rademacher, Düsseldorf
Anwendung der Umwandlungsschaubilder auf Fragen der Werkstoffauswahl beim Schweißen und Flammhärten
1955, 64 Seiten, 25 Abb., DM 13,70

HEFT 171
Wäschereiforschung Krefeld
Untersuchung der Wäscheentwässerung mit Hilfe von Zentrifugen und Pressen
1955, 42 Seiten, 16 Abb., 4 Tabellen, DM 9,70

HEFT 172
Dipl.-Ing. W. Rohs, Dr.-Ing. G. Satlow und Text.-Ing. G. Heller, Bielefeld
Trocknung von Hanfgarnen. Kreuzspultrocknung
1955, 60 Seiten, 7 Abb., 4 Tabellen, DM 10,30

HEFT 173
Prof. Dr. R. Hosemann und Dipl.-Phys. G. Schoknecht, Berlin, vorgelegt von Prof. Dr. W. Kast, Krefeld
Lichtoptische Herstellung und Diskussion der Faltungsquadrate parakristalliner Gitter
1956, 108 Seiten, 63 Abb., 6 Tabellen, DM 24,70

HEFT 174
Prof. Dr. W. von Fragstein, Dr. J. Meingast und H. Hoch, Köln
Herstellung von Solen einheitlicher Teilchengröße und Ermittlung ihrer optischen Eigenschaften
1955, 78 Seiten, 80 Abb., 4 Tabellen, DM 18,25

HEFT 175
Dr.-Ing. H. Zeller, Aachen
Beitrag zur eindimensionalen stationären und nichtstationären Gasströmung mit Reibung und Wärmeleitung, insbesondere in Rohren mit unstetigen Querschnittsänderungen.
1956, 138 Seiten, 56 Abb., DM 29,30

HEFT 176
Dipl.-Ing. H. Schöberl, Duisburg
Über die Methoden zur Ermittlung der Verbrennungstemperatur von Brennstoffen und ein Vorschlag zu ihrer Verbesserung
1955, 30 Seiten, 3 Abb., DM 6,50

HEFT 177
Dipl.-Ing. H. Stüdemann, Solingen, und Dr.-Ing. W. Müchler, Essen
Entwicklung eines Verfahrens zur zahlenmäßigen Bestimmung der Schneideigenschaften von Messerklingen
1956, 104 Seiten, 68 Abb., 4 Tabellen, DM 22,20

HEFT 178
Prof. Dr. M. von Stackelberg u. Dr. W. Hans, Bonn
Untersuchungen zur Ausarbeitung und Verbesserung von polarographischen Analysenmethoden
1955, 46 Seiten, 14 Abb., DM 10,50

HEFT 179
Dipl.-Ing. H. F. Reineke, Bochum
Entwicklungsarbeiten auf dem Gebiete der Meß- und Regeltechnik
1955, 46 Seiten, 10 Abb., DM 10,—

HEFT 180
Dr.-Ing. W. Piepenburg, Dipl.-Ing. B. Bühling und Bauing. J. Behnke, Köln
Putzarbeiten im Hochbau und Versuche mit aktiviertem Mörtel und mechanischem Mörtelauftrag
1955, 116 Seiten, 31 Abb., 68 Tabellen, DM 23,—

HEFT 181
Prof. Dr. W. Franz, Münster
Theorie der elektrischen Leitvorgänge in Halbleitern und isolierenden Festkörpern bei hohen elektrischen Feldern
1955, 28 Seiten, 2 Abb., 1 Tabelle, DM 6,20

HEFT 182
Dr.-Ing. P. Schenk u. Dr. K. Osterloh, Düsseldorf
Katalytisch-thermische Spaltung von gasförmigen und flüssigen Kohlenwasserstoffen zur Spitzengaserzeugung
1955, 50 Seiten, 11 Abb., 11 Tabellen, DM 10,90

HEFT 183
Dr. W. Bornheim, Köln
Entwicklungsarbeiten an Flaschen- und Ampullen-Behandlungsmaschinen für die pharmazeutische Industrie
1956, 48 Seiten, 24 Abb., DM 11,70

HEFT 184
Dr.-Ing. E. Printz, Kettwig
Vollhydraulische Parallel-Kupplung für Ackerschlepper
1955, 32 Seiten, 4 Abb., DM 7,80

HEFT 185
Dipl.-Ing. W. Rohs und Text.-Ing. G. Heller, Bielefeld
Studien an einem neuzeitlichen Kreuzspultrockner für Bastfasergarne mit Wiederbefeuchtungszone
1955, 52 Seiten, 9 Abb., 3 Tabellen, DM 10,70

HEFT 186
Dr. E. Wedekind, Krefeld
Untersuchungen zur Arbeitsbestgestaltung bei der Fertigstellung von Oberhemden in gewerblichen Wäschereien
1955, 124 Seiten, 28 Abb., 6 Tabellen, 2 Falttaf., DM 12,—

HEFT 187
Dipl.-Ing. F. Göttgens, Essen
Über die Eigenarten der Bimetall-, Thermo- und Flammenionisationssicherungsmethode in ihrer Anwendung auf Zündsicherungen
1955, 40 Seiten, 6 Abb., 4 Tabellen, DM 8,40

HEFT 188
W. Kinnebrock, Langenberg (Rhld.)
Der Einfluß des Austausches gleicher Gaskochbrenner bzw. Gaskochbrennerteile auf den Wirkungsgrad und insbesondere auf den CO-Gehalt der Verbrennungsgase
1955, 42 Seiten, 7 Tabellen, DM 8,70

HEFT 189
Fa. E. Leybold's Nachfolger, Köln
I. Ausgewählte Kapitel aus der Vakuumtechnik
II. Zum Verlust anorganisch-nichtflüchtiger Substanzen während der Gefriertrocknung
1955, 52 Seiten, 16 Abb., 3 Tabellen, DM 11,20

HEFT 190
Prof. Dr. A. Neuhaus, Prof. Dr. O. Schmitz-DuMont und Dipl.-Chem. H. Reckhard, Bonn
Zur Kenntnis der Alkalititanate
1955, 60 Seiten, 13 Abb., 1 Tabelle, DM 12,20

HEFT 191
Dr. H. Söhngen, Darmstadt
Schwingungsverhalten eines Schaufelkranzes im Vakuum *1955, 36 Seiten, 7 Abb., DM 7,80*

HEFT 192
Dipl.-Phys. E. M. Schneider, München
Kohlebogenlampen für Aufnahme und Kopie
1955, 48 Seiten, 21 Abb., 3 Tabellen, DM 10,60

HEFT 193
Prof. Dr. O. Schmitz-DuMont, Bonn
Untersuchungen über neue Pigmentfarbstoffe
1956, 50 Seiten, 16 Abb., 8 Tabellen, DM 11,20

HEFT 194
Dr. K. Hecht, Köln
Entwicklung neuartiger physikalischer Unterrichtsgeräte *1955, 42 Seiten, 16 Abb., DM 9,90*

HEFT 195
Dr.-Ing. E. Rößger, Köln
Gedanken über einen neuen deutschen Luftverkehr
1955, 342 Seiten, 29 Abb., 122 Tabellen, DM 50,—

HEFT 196
Dipl.-Ing. W. Rohs und Text.-Ing. H. Griese, Bielefeld
Auswirkungen von Garnfehlern bei der Verarbeitung von Leinengarnen
1955, 36 Seiten, 3 Abb., 6 Tabellen, DM 7,80

HEFT 197
Dr. E. Wedekind, Krefeld
Untersuchungen zur Bestimmung der optimalen Arbeitsplatzgröße bei Mehrstuhlarbeit in der Weberei
1955, 92 Seiten, 34 Abb., DM 18,50

HEFT 198
Prof. Dr. J. Weissinger, Karlsruhe
Zur Aerodynamik des Ringflügels. Die Druckverteilung dünner, fast drehsymmetrischer Flügel in Unterschallströmung *1955, 42 Seiten, 5 Abb., DM 9,—*

HEFT 199
Textilforschungsanstalt Krefeld
Die Messung von Gewebetemperaturen mittels Temperaturstrahlung
1955, 50 Seiten, 12 Abb., DM 10,90

HEFT 200
R. Seipenbusch, Langenberg (Rhld.)
Spitzengas durch Zusatz von Flüssiggas-Wassergas- und Flüssiggas-Generatorgas-Gemischen zu Stadtgas
1955, 48 Seiten, 21 Tabellen, DM 10,35

HEFT 201
Dr.-Ing. E. W. Pleines, Frankfurt/Main
Die Sicherheit im Luftverkehr
1956, 194 Seiten, 39 Abb., 19 Tabellen, DM 39,50

HEFT 202
Dipl.-Ing. D. Fiecke, Stuttgart/Zuffenhausen
Die Bestimmung der Flugzeugpolaren für Entwurfszwecke. I Teil: Unterlagen
1956, 216 Seiten, 171 Diagr., DM 59,70

HEFT 203
Dr. G. Wandel, Bonn
Uferbewachsung und Lebendverbauung an den Nordwestdeutschen Kanälen und ihren Zuflüssen sowie an der Ruhr *1956, 122 Seiten, 88 Abb., DM 25,70*

HEFT 204
Dipl.-Ing. B. Naendorf, Langenberg (Rhld.)
Bestimmung der Brenneigenschaften und des Brennverhaltens verschiedener Gasarten und Einfluß verschiedener Düsengestaltung
1955, 32 Seiten, DM 7,10

HEFT 205
Dr. C. Schaarwächter, Düsseldorf
Über plastische Kupfer-Eisen-Phosphor-Legierungen
1936, 36 Seiten, 10 Abb., 10 Tabellen, DM 8,30

HEFT 206
Dr. P. Hölemann, Ing. R. Hasselmann und Ing. G. Dix, Dortmund
Untersuchungen über die Vorgänge bei der Zersetzung von in Azeton gelöstem Azetylen
1956, 74 Seiten, 7 Abb., 7 Tabellen, DM 15,55

HEFT 207
Prof. Dr.-Ing. H. Opitz, Dipl.-Ing. K. H. Fröhlich und Dipl.-Ing. H. Siebel, Aachen
Richtwerte für das Fräsen von unlegierten und legierten Baustählen mit Hartmetall. I. Teil
1956, 48 Seiten, 27 Abb., 3 Tabellen, DM 11,10

HEFT 208
Prof. Dr.-Ing. H. Müller, Essen
Untersuchung von Elektrowärmegeräten für Laienbedienung hinsichtlich Sicherheit und Gebrauchsfähigkeit. I. Untersuchungen an Kochplatten
1956, 100 Seiten, 76 Abb., 7 Tabellen, DM 22,70

HEFT 209
Dr. K. Bunge, Leverkusen
Materialabbau in Funkenentladungen. Untersuchungen an Zinkkathoden
1956, 54 Seiten, 10 Abb., 5 Tabellen, DM 11,40

HEFT 210
Dr. W. Porschen und Prof. Dr. W. Riezler, Bonn
Langlebige Alphaaktivitäten bei natürlichen Elementen
1955, 40 Seiten, 5 Abb., 4 Tabellen, DM 8,80

HEFT 211
Prof. Dipl.-Ing. W. Sturtzel und Dr.-Ing. W. Graff, Duisburg
Die Versuchsanstalt für Binnenschiffbau, Duisburg
1956, 48 Seiten, 22 Abb., 11,—

HEFT 212
Dipl.-Ing. H. Spodig, Selm
Untersuchung zur Anwendung der Dauermagnete in der Technik *1955, 44 Seiten, 25 Abb., DM 9,80*

HEFT 213
Dipl.-Ing. K. F. Rittinghaus, Aachen
Zusammenstellung eines Meßwagens für Bau- und Raumakustik
1957, 96 Seiten 17 Abb., 7 Tabellen DM 19,80

HEFT 214
Dr.-Ing. J. Endres, München
Berechnung der optimalen Leistungen, Kraftstoffverbräuche und Wirkungsgrade von Einkreis-Turbolader-Strahltriebwerken am Boden und in der Höhe bei Fluggeschwindigkeiten von 0—2000 km/h
1956, 72 Seiten, 18 Abb., 8 Tabellen, DM 15,40

HEFT 215
Prof. Dr.-Ing. H. Opitz und Dr.-Ing. G. Weber, Aachen
Einfluß der Wärmebehandlung von Baustählen auf Spanentstehung, Schnittkraft- und Standzeitverhalten
1956, 80 Seiten, 30 Abb., 10 Tabellen, DM 18,40

HEFT 216
Dr. E. Kloth, Köln
Untersuchungen über die Ausbreitung kurzer Schallimpulse bei der Materialprüfung mit Ultraschall
1956, 90 Seiten, 60 Abb., 4 Tabellen, DM 19,40

HEFT 217
Rationalisierungskuratorium der Deutschen Wirtschaft (RKW), Frankfurt/Main
Typenvielzahl bei Haushaltgeräten und Möglichkeiten einer Beschränkung
1956, 328 Seiten, 2 Abb., 181 Tabellen, DM 49,50

HEFT 218
Dr. F. Keune, Aachen
Bericht über eine Theorie der Strömung um Rotationskörper ohne Anstellung bei Machzahl Eins
1955, 40 Seiten, 8 Abb., 5 Formelblätter, DM 8,80

HEFT 219
Prof. Dr. W. Fuchs, Aachen
Untersuchungen zur Holzabfallverwertung und zur Chemie des Lignins
1955, 54 Seiten, 11 Abb., 15 Tabellen DM 11,40

HEFT 220
Prof. Dr. W. Fuchs, Aachen
Die Entwicklung neuer Regel- und Kontroll-Apparate zur coulometrischen Analyse
1956, 76 Seiten, 17 Abb. 23 Tabellen, DM 15,50

HEFT 221
Dr. W. Meyer-Eppler, Bonn
Experimentelle Untersuchungen zum Mechanismus von Stimme und Gehör in der lautsprachlichen Kommunikation *1955, 56 Seiten, 24 Abb., DM 13,45*

HEFT 222
Dr. L. Köllner, Münster, und Dipl.-Volkswirt M. Kaiser, Bochum
Die internationale Wettbewerbsfähigkeit der westdeutschen Wollindustrie *1956, 214 Seiten, DM 39,50*

HEFT 223
Dr.-Ing. K. Alberti und Dr. F. Schwarz, Köln
Über das Problem Hartbrand-Weichbrand
1956, 54 Seiten, 25 Abb., 14 Tabellen, DM 12,10

HEFT 224
Dipl.-Ing. H. Stüdemann und Ing. R. Beu, Solingen
Verfahren zur Prüfung der Korrosionsbeständigkeit von Messerklingen aus rostfreiem Stahl
1956, 82 Seiten, 28 Abb., DM 16,90

HEFT 225
Dr.-Ing. E. Barz, Remscheid
Der Spannungszustand von Gattersägeblättern
1956, 74 Seiten, 54 Abb., DM 16,50

HEFT 226
Technisch-wissenschaftliches Büro für die Bastfaserindustrie, Bielefeld
Untersuchungen zur Verbesserung des Leinenwebstuhles IV
Die Wirkung verschiedener Kettbaumbremsen auf die Verwebung von Leinengarnen
1956, 64 Seiten, 9 Abb., 4 Tabellen, DM 13,50

HEFT 227
Prof. Dr. F. Wever, Düsseldorf und Dr. W. Wepner, Köln
Untersuchung der Alterungsneigung von weichen unlegierten Stählen durch Härteprüfung bei Temperaturen bis 300 Grad C
1956, 34 Seiten, 20 Abb., 3 Tabellen, DM 7,95

HEFT 228
Prof. Dr. F. Wever, Dr. W. Koch, Düsseldorf, und Dr. B. A. Steinkopf, Dortmund
Spektrochemische Grundlagen der Analyse von Gemischen aus Kohlenmonoxyd, Wasserstoff und Stickstoff *1956, 42 Seiten, 18 Abb., 1 Tabelle, DM 9,90*

HEFT 229
Prof. Dr. F. Wever, Dr. W. Koch und Dr.-Ing. H. Malissa, Düsseldorf
Über die Anwendung disubstituierter Dithiocarbamate der analytischen Chemie
1956, 44 Seiten, 30 Abb., 5 Tabellen, DM 10,50

HEFT 230
Prof. Dr. F. Wever, Düsseldorf, und Dr. W. Wepner, Köln
Bestimmung kleiner Kohlenstoffgehalte im Alpha-Eisen durch Dämpfungsmessung
1956, 34 Seiten, 5 Abb., 2 Tabellen, DM 7,70

HEFT 231
Dr.-Ing. W. Küch, Dortmund
Über die Wechselwirkung zwischen Holzschutzbehandlung und Verleimung
1956, 48 Seiten, 10 Abb., 8 Tabellen, DM 10,40

HEFT 232
Prof. Dr.-Ing. O. Kienzle, Hannover, und Dr.-Ing. H. Münnich, Schweinfurt
Feststellung der Spannungen und Dehnungen und Bruchdrehzahlen der unter Fliehkraft und Bearbeitungskraft beanspruchten Schleifkörper
in Vorbereitung

HEFT 233
Dr. H. Haase, Hamburg
Infrarot-Bibliographie *1956, 90 Seiten, DM 17,80*

HEFT 234
Dr.-Ing. K. G. Speith und Dr.-Ing. A. Bungeroth, Duisburg
Versuche zur Steigerung des Kokillen-Schluckvermögens beim Stranggießen von Stahl
1956, 26 Seiten, 5 Abb., DM 6,15

HEFT 235
Prof. Dr.-Ing. K. Leist und Dipl.-Ing. W. Dettmering, Aachen
Turbinenschaufeln aus Kunststoff für Kaltluftversuchsanlagen
1956, 46 Seiten, 43 Abb., 3 Tabellen, DM 12,30

HEFT 236
Dr.-Ing. O. Viertel und S. Lucas, Krefeld
Ergebnisse einer Hausfrauenbefragung über Wascheinrichtungen und Waschmethoden in städtischen Haushaltungen
1956, 34 Seiten, 4 Abb., DM 7,60

HEFT 237
Dr. P. Endler und Dr. H. Ludes, Köln
Bericht über eine Studienreise zur Orientierung der heutigen Behandlung der Lungentuberkulose in den Vereinigten Staaten von Nordamerika
1956, 32 Seiten, DM 7,10

HEFT 238
Institut für textile Meßtechnik, M.-Gladbach, e. V.
Untersuchungen der Verzugsvorgänge an den Streckwerken verschiedener Spinnereimaschinen. 3. Bericht: Theoretische Betrachtungen über den Einfluß schlagender Zylinder und Druckrollen
1956, 66 Seiten, 21 Abb., DM 14,10

HEFT 239
Prof. Dr.-Ing. K. Leist, Dipl.-Ing. H. Scheele, Aachen, und Dipl.-Ing. F. H. Flottmann, Herne
Versuche an einem neuartigen luftgekühlten Hochleistungs-Kolbenkompressor
1956, 72 Seiten, 19 Abb., 7 Tabellen, DM 14,40

HEFT 240
Prof. Dr.-Ing. K. Leist und Dipl.-Ing. H. Scheele, Aachen
Temperaturmessungen an einem einstufigen luftgekühlten 4-Zylinder-Kolbenkompressor mit Kühlgebläse *1956, 74 Seiten, 36 Abb., DM 14,80*

HEFT 241
Prof. Dr.-Ing. K. Leist und Dipl.-Ing. M. Pötke, Aachen
Leistungsversuche an einem Kühlluftgebläse
1956, 60 Seiten, 13 Abb., DM 11,70

HEFT 242
Prof. Dr.-Ing. K. Leist und Dipl.-Ing. K. Graf, Aachen
Straßenfahrzeuge mit Gasturbinenantrieb
1956, 82 Seiten, 63 Abb., DM 17,20

HEFT 243
Prof. Dr.-Ing. K. Leist und Dipl.-Ing. S. Förster, Aachen
Die französische Kleingasturbine Artouste — 1. Teil
1956, 80 Seiten, 41 Abb., DM 15,85

HEFT 244
Prof. Dr. F. Wever, Dr. W. Koch und Dr. S. Eckhard, Düsseldorf
Erfahrungen mit der spektrochemischen Analyse von Gefügebestandteilen des Stahles
1956, 32 Seiten, 8 Abb., 2 Tabellen, DM 7,80

HEFT 245
Prof. Dr.-Ing. habil. K. Krekeler, Aachen
Das Verbinden von Metallen durch Kunstharzkleber.
Teil I: Eigenschaften und Verwendung der Metallklebstoffe *1956, 48 Seiten, 8 Abb., DM 10,25*

HEFT 246
Prof. Dr.-Ing. habil. K. Krekeler, Aachen
Das Verbinden von Metallen durch Kunstharzkleber.
Teil II: Untersuchungen an geklebten Leichtmetall-Verbindungen *1956, 80 Seiten, 40 Abb., DM 17,50*

HEFT 247
Dr. H. Söhngen, Darmstadt
Strömung vor einem Überschall-Laufrad
1956, 26 Seiten, 4 Abb., DM 7,60

HEFT 248
Rheinische Aktiengesellschaft für Braunkohlenbergbau und Brikettfabrikation, Köln
Untersuchung der Bindemitteleigenschaften von Braunkohlenfilteraschen
1956, 176 Seiten, 26 Abb., 30 Tabellen, DM 35,60

HEFT 249
Dr. M.-E. Meffert, Essen
Weitere Kulturversuche Scenedesmus obliquus
1956, 36 Seiten, 5 Abb., 10 Tabellen, DM 8,—

HEFT 250
Dr. F. Schwarz und Dr.-Ing. K. Alberti, Köln
Entwicklung von Untersuchungsverfahren zur Gütebeurteilung von Industriekalken
1956, 36 Seiten, 9 Abb., DM 16,50

HEFT 251
Prof. Dr. H. Bittel, Münster
Zur Statistik der ferromagnetischen Elementarvorgänge und ihren Einfluß auf das Barkhausenrauschen
1956, 52 Seiten, 14 Abb., DM 11,65

HEFT 252
Dipl.-Ing. H. Frings, Geilenkirchen
Die Wirkung abfallender Wetterführung auf Wettertemperatur, Grubengasgehalt und Staubbildung
1957, 126 Seiten, 23 Abb., 13 Falttafeln, 38 Tab., DM 35,70

HEFT 253
Dipl.-Ing. S. Schirmanski, Berghausen
Stand und Auswertung der Forschungsarbeiten über Temperatur- und Feuchtigkeitsgrenzen bei der bergmännischen Arbeit
1957, 80 Seiten, 24 Abb., 12 Tab., DM 17,10

HEFT 254
Prof. Dr. R. Danneel, Bonn
Quantitative Untersuchungen über die Entwicklung des Ehrlich-Ascitestumors bei Inzuchtmäusen
1956, 52 Seiten, 17 Tabellen, DM 11,75

HEFT 255
Ing. B. v. Schlippe, Bad Nauheim
Strömung von Flüssigkeiten mit temperaturabhängiger Zähigkeit (Kühlung von Öfen)
1956, 54 Seiten, 12 Abb., 4 Tabellen, DM 11,70

HEFT 256
Prof. Dr. C. Schmieden und Dipl.-Math. K. H. Müller, Darmstadt
Die Strömung einer Quellstrecke im Halbraum — eine strenge Lösung der Navier-Stokes-Gleichungen
1956, 40 Seiten, 9 Abb., DM 8,80

HEFT 257
Prof. Dr. G. Lehmann und Dr. J. Tamm, Dortmund
Die Beeinflussung vegetativer Funktionen des Menschen durch Geräusche
1956, 48 Seiten, 25 Abb., 3 Tabellen, DM 11,20

HEFT 258
Dr. H. Paul, Linz (Rhein), und Prof. Dr. O. Graf, Dortmund
Zur Frage der Unfälle im Bergbau
1956, 52 Seiten, 9 Abb., 22 Tabellen, DM 11,20

HEFT 259
Prof. D. W. Linke, Aachen
Strömungsvorgänge in künstlich belüfteten Räumen
1956, 52 Seiten, 37 Abb., 1 Tabelle, DM 11,80

HEFT 260
Prof. Dr. W. Kast, Freiburg (Br.), Prof. Dr. A. H. Stuart und Dipl.-Phys. H. G. Fendler, Hannover
Lichtzerstreuungsmessungen an Lösungen hochpolymerer Stoffe
1956, 70 Seiten, 25 Abb., 5 Tabellen, DM 15,60

HEFT 261
Prof. Dr. W. Kast, Freiburg (Br.)
Feinstruktur-Untersuchungen an künstlichen Zellulosefasern verschiedener Herstellungsverfahren.
Teil II: Der Kristallisationszustand
1956, 80 Seiten, 27 Abb., 11 Tabellen, DM 17,20

HEFT 262
Dr.-Ing. W. Batel, Aachen
Untersuchungen zur Absiebung feuchter, feinkörniger Haufwerke und Schwingsieben
1956, 100 Seiten, 45 Abb., 5 Tabellen, DM 23,40

HEFT 263
Prof. Dr. H. Lange und Dipl.-Phys. R. Kohlhaas, Köln
Über die Wärmeleitfähigkeit von Stählen bei hohen Temperaturen: Teil I: Literaturbericht
1956, 48 Seiten, 26 Abb., 8 Tabellen, DM 10,70

HEFT 264
Prof. Dr. W. Weizel, Bonn
Durch schnelle Funkenzusammenbrüche ausgelöste Signale auf einer Leitung
1956, 26 Seiten, 4 Abb., 3 Tabellen, DM 6,10

HEFT 265
Prof. Dr. F. Micheel und Dr. R. Engel, Münster
Eine Apparatur zur elektrophoretischen Trennung von Stoffgemischen
1956, 38 Seiten, 21 Abb., DM 9,20

HEFT 266
Fliesen-Beratungsstelle Bad Godesberg-Mehlem
Güteeigenschaften keramischer Wand- und Bodenfliesen und deren Prüfmethoden
1956, 32 Seiten, DM 7,10

HEFT 267
Prof. Dr. W. Weizel und B. Brandt, Bonn
Zur Stabilität stromstarker Glimmentladungen
1956, 36 Seiten, 7 Abb., DM 8,40

WESTDEUTSCHER VERLAG · KÖLN UND OPLADEN

HEFT 268
Prof. Dr.-Ing. G. Vogelpohl, Göttingen
Über die Tragfähigkeit von Gleitlagern und ihre Berechnung
1956, 76 Seiten, 24 Abb., 7 Tabellen, DM 16,85

HEFT 269
Markscheider R. Bals, Bochum
Eignung des Gebirgsankerausbaus zur Erleichterung des Streckenvortriebs im Steinkohlenbergbau
1956, 84 Seiten, 41 Abb., DM 18,75

HEFT 270
Dr. H. Krebs und Mitarbeiter, Bonn
Die Trennung von Racematen auf chromatographischem Wege
1956, 62 Seiten, 18 Tabellen, DM 12,95

HEFT 271
Prof. Dr.-Ing. H. Opitz und Dipl.-Ing. H. Axer, Aachen
Beeinflussung des Verschleißverhaltens bei spanenden Werkzeugen durch flüssige und gasförmige Kühlmittel und elektrische Maßnahmen
1956, 46 Seiten, 28 Abb., DM 10,70

HEFT 272
Prof. Dr. W. Fuchs und Dr. H. Dresia, Aachen
Untersuchungen über die Schnellverbrennung und Schnellvergasung fester Brennstoffe
1956, 56 Seiten, 14 Abb., 3 Tabellen, DM 11,90

HEFT 273
Fa. K. W. Tacke G.m.b.H., Wuppertal-Barmen
Erfahrungen beim Verspinnen von Perlonfasern und bei der Herstellung von Trikotagen aus gesponnenem Perlon
1956, 36 Seiten, DM 7,90

HEFT 274
Prof. Dr.-Ing. K. Krekeler, Aachen
Qualitative Untersuchungen bei Verbindungsschweißungen mittels Lichtbogenschweißautomaten unter Verwendung von Blankdraht und Zugabe von ferromagnetischem Pulver als Umhüllung
1956, 68 Seiten, 40 Abb., 8 Tabellen, DM 15,45

HEFT 275
Prof. Dr.-Ing. habil. K. Krekeler, Aachen, und Dipl.-Ing. H. Verhoeven, Aachen
Quantitative Untersuchungen von Punktschweißverbindungen an Tiefzieh- und Aluminiumblechen, die nach dem Argonarc-Punktschweißverfahren hergestellt werden
1956, 64 Seiten, 45 Abb., DM 14,60

HEFT 276
Fa. E. Haage, Mülheim (Ruhr)
Entwicklungsarbeiten im Apparatebau für Laboratorien
1956, 48 Seiten, 18 Abb., DM 10,50

HEFT 277
Dr.-Ing. W. Müchler, Essen
Untersuchung und zahlenmäßige Bestimmung der Schneideigenschaften von Messern mit besonderer Berücksichtigung rostfreier Messerstähle
1956, 60 Seiten, 27 Abb., 5 Tabellen, DM 13,20

HEFT 278
Dipl.-Ing. J. Stelter und Dipl.-Ing. H. Kickert, Aachen
I. Sichtbarmachung von Ultraschallfeldern unter Verwendung photographischer Emulsionsschichten
II. Methode zur Bestimmung der wirklichen Temperaturverhältnisse in Flüssigkeiten während der Beschallung (Nach einer Diplom-Arbeit von H. Schnitzler)
1956, 54 Seiten, 24 Abb., DM 12,75

HEFT 279
Dr. F. Keune, Aachen
Der gewölbte und verwundene Tragflügel ohne Dicke in Schallnähe
1956, 42 Seiten, 15 Abb., DM 9,25

HEFT 280
Dipl.-Ing. J. Stelter und Dipl.-Ing. E. Pfende, Aachen
Über Störerscheinungen bei Schallgeschwindigkeitsmessungen mittels der Interferometermethode
1956, 42 Seiten, 13 Abb., DM 9,60

HEFT 281
Prof. Dr.-Ing. K. Lürenbaum, Aachen
Der Meßwagen des Instituts für Maschinen-Dynamik der Deutschen Versuchsanstalt für Luftfahrt, Aachen
1956, 34 Seiten, 17 Abb., DM 8,60

HEFT 282
Bergrat a. D. Scherer, Bochum
Das B. T.-Schwelverfahren und seine Anwendung auf der Anlage Marienau
1956, 44 Seiten, 7 Abb., DM 9,60

HEFT 283
Prof. Dr. F. Wever und Dr.-Ing. W. Lueg, Düsseldorf
Warmstauchversuche zur Ermittlung der Formänderungsfestigkeit von Gesenkschmiede-Stählen
1956, 44 Seiten, 19 Abb., DM 9,90

Heft 284
Prof. Dr. F. Wever, Düsseldorf, Dr.-Ing. H. J. Wiester, Essen, Dr.-Ing. F. W. Straßburg, Duisburg, Prof. Dr.-Ing. H. Opitz, Aachen, und Dr.-Ing. K. H. Fröhlich, Köln
Einfluß des Gefüges auf die Zerspanbarkeit von Einsatz- und Vergütungsstählen
1957, 88 Seiten, 126 Abb., 11 Tab., DM 22,45

HEFT 285
Prof. Dr.-Ing. O. Kienzle, Dr.-Ing. K. Lange, Hannover, und Dipl.-Ing. H. Meinert, Osterode
Einfluß der Oberfläche auf das Verschleißverhalten von Schmiedegesenken
1956, 62 Seiten, 29 Abb., 8 Tabellen, DM 14,60

HEFT 286
Dr.-Ing. K. Lange, Hannover, Dipl.-Ing. H. Meinert, Osterode, unter Mitarbeit von Dr.-Ing. H. Arend, Mülheim (Ruhr)
Verschleißverhalten hartverchromter Schmiedegesenke
1956, 74 Seiten, 53 Abb., 6 Tabellen, DM 17,65

HEFT 287
Prof. Dr.-Ing. habil. K. Krekeler, Aachen
Änderungen der mechanischen Eigenschaftswerte thermoplastischer Kunststoffe bei Beanspruchung in verschiedenen Medien
1956, 62 Seiten, 23 Abb., 5 Tabellen, DM 13,70

HEFT 288
Dr. K. Brücker-Steinkuhl, Düsseldorf
Anwendung mathematisch-statischer Verfahren in der Industrie
1956, 103 Seiten, 27 Abb., 14 Tabellen, DM 24,20

HEFT 289
Prof. Dr.-Ing. H. Winterhager, Aachen
Kombinierter Widerstands- und Lichtbogen-Vakuumofen zur Verarbeitung von Titanschwamm
Prof. Dr. Dr. h. c. R. Schwarz, Aachen
Erforschung neuer Wege zur Darstellung von Titanmetall
1957, 42 Seiten, 18 Abb., DM 9,70

HEFT 290
Dr. D. Horstmann, Düsseldorf
I. Der verstärkte Angriff des Zinks auf Eisen im Temperaturgebiet um 500° C
II. Einfluß eines Antimongehaltes auf den Angriff von Zinkschmelzen auf Eisen
1956, 48 Seiten, 33 Abb., 3 Tabellen, DM 11,90

HEFT 291
Dr.-Ing. H. J. Wiester und Dr. D. Horstmann, Düsseldorf
Der Angriff eisengesättigter Zinkschmelzen auf silizium- und manganhaltiges Eisen
1956, 52 Seiten, 45 Abb., 8 Tabellen, DM 12,60

HEFT 292
Dipl.-Ing. W. Rohs und Text.-Ing. H. Griese, Bielefeld
Webversuche an Leinenwebstühlen mit verbesserter Schaftbewegung
1956, 34 Seiten, 3 Abb., 2 Tabellen, DM 7,60

HEFT 293
Prof. J. W. Korte, unter Mitarbeit von Dipl.-Ing. P. A. Mäcke und Dipl.-Ing. W. Leutzbach, Aachen
Die Leistungsfähigkeit von Verkehrsanlagen des motorisierten städtischen Straßenverkehrs
1956, 98 Seiten, 35 Abb., 5 Tabellen, 1 Falttafel, DM 22,50

HEFT 294
Dipl.-Ing. B. Naendorf, Essen
Untersuchungen industrieller Gasbrenner
1956, 58 Seiten, 6 Abb., 3 Tabellen, DM 12,40

HEFT 295
Prof. Dr.-Ing. H. Opitz und Dipl.-Ing. H. Axer, Aachen
Untersuchung und Weiterentwicklung neuartiger elektrischer Bearbeitungsverfahren
1956, 42 Seiten, 27 Abb., DM 10,30

HEFT 296
Prof. Dr.-Ing. H. Opitz, Aachen
I. Untersuchungen an elektronischen Regelantrieben
II. Statische Untersuchungen zur Ausnutzung von Drehbänken
1956, 46 Seiten, 18 Abb., DM 10,40

HEFT 297
Dr. K. Schaarwächter, Düsseldorf
Die Reduktion von Siliziumtetrachlorid im Lichtbogen zur nachfolgenden Silizierung von Eisenblechen
in Vorbereitung

HEFT 298
Prof. Dr.-Ing. E. Oehler, Aachen
Untersuchung von kritischen Drehzahlen, die durch Kreiselmomente verursacht werden
1956, 50 Seiten, 35 Abb., DM 13,15

HEFT 299
Dr. J. Fassbender und W. Hoppe, Bonn
Eine photoelektrische Nachlaufeinrichtung für Analogie-Rechenmaschinen
1956, 20 Seiten, 8 Abb., DM 7,65

HEFT 300
Prof. Dr. E. Schütz und Privatdozent Dr. H. Caspers, Münster
Tierexperimentelle Untersuchungen über die Alkoholwirkungen auf Erregbarkeit und bioelektrische Spontanaktivität der Hirnrinde
1956, 44 Seiten, 6 Abb., 1 Tabelle, DM 9,55

HEFT 301
Prof. Dr. W. Weltzien, Dr. G. Cossmann und P. Diehl, Krefeld
Über die fraktionierte Füllung von Polyamiden (II)
1956, 54 Seiten, 1 Abb., 16 Tabellen, DM 11,30

HEFT 302
Prof. Dr.-Ing. W. Wegener und Dipl.-Ing. W. Zahn, Aachen
Untersuchungen von gesponnenen Garnen auf ihre Gleichmäßigkeit nach verschiedenen Meßmethoden
1957, 58 Seiten, 34 Abb., DM 15,20

HEFT 303
Prof. Dr. Ing. S. Kiesskalt, Aachen
Das Institut der Forschungsgesellschaft Verfahrenstechnik e. V. an der Technischen Hochschule Aachen
1956, 76 Seiten, 20 Abb., 3 Tabellen, DM 16,40

HEFT 304
Prof. Dr.-Ing. K. Krekeler, Düsseldorf, und Dipl.-Ing. A. Kleine-Albers, Aachen
Beitrag zur thermoelastischen Warmformbarkeit von Hart-PVC
1957, 72 Seiten, 29 Abb., DM 17,70

HEFT 305
Prof. Dr.-Ing. K. Krekeler, Düsseldorf, Dr.-Ing. H. Peukert, Aachen, und Dipl.-Ing. W. Schmitz, Siegburg
Heißgas-Schweißung von Hart-Polyvinylchlorid mit Zusatzwerkstoff
1956, 44 Seiten, 27 Abb., 5 Tabellen, DM 12,50

HEFT 306
Prof. Dr. B. Rensch, Münster
Elektrophysiologische Untersuchungen zur Analysierung der Bildung von Assoziationen und Gedächtnisspuren in Gehirn und Rückenmark
Prof. Dr. A. Loeser, Münster
Akute und chronische Giftwirkungen sauerstoffhaltiger Lösungsmittel
1956, 36 Seiten, 9 Abb., DM 8,90

HEFT 307
Privatdozent Dr. J. Juilfs, Krefeld
Vergleichende Untersuchungen zur elastischen und bleibenden Dehnung von Fasern
1956, 36 Seiten, 11 Abb., DM 8,30

HEFT 308
Privatdozent Dr. J. Juilfs, Krefeld
Zur Messung der Fadenglätte
1956, 22 Seiten, 10 Abb., 2 Tabellen, DM 8,—

HEFT 309
Prof. Dr. K. Cruse und Mitarbeiter, Clausthal-Zellerfeld
Aufbau und Arbeitsweise eines universell verwendbaren Hochfrequenz-Titrationsgerätes
1957, 48 Seiten, 29 Abb., DM 11,90

HEFT 310
Dr. P. F. Müller, Bonn
Die Integrieranlage des Rheinisch-Westfälischen Instituts für Instrumentelle Mathematik in Bonn
1956, 62 Seiten, 6 Abb., 30 Satzskizzen, DM 14,45

HEFT 311
Prof. Dr. F. Wever und Dr. M. Hempel, Düsseldorf
Dauerschwingfestigkeit von Stählen bei erhöhten Temperaturen
Teil I: Erkenntnisse aus bisherigen Dauerschwingversuchen in der Wärme
1956, 48 Seiten, 19 Abb., 2 Tabellen, DM 10,90

HEFT 312
Prof. Dr. F. Wever und Dr. M. Hempel, Düsseldorf
Dauerschwingfestigkeit von Stählen bei erhöhten Temperaturen
Teil II: Zug-Druck-Dauerschwingversuche an zwei warmfesten Stählen bei Temperaturen von 500 bis 650°
1956, 48 Seiten, 20 Abb., 3 Tabellen, DM 13,—

WESTDEUTSCHER VERLAG · KÖLN UND OPLADEN

HEFT 313
*Prof. Dr. F. Wever, Dr. W. Koch und
Dipl.-Phys. H. Rohde, Düsseldorf*
Änderungen des Babitus und der Gitterkonstanten des
Zementits in Chromstählen bei verschiedenen Wärmebehandlungen
1956, 88 Seiten, 29 Abb., 8 Tabellen, DM 20,90

HEFT 314
*Prof. Dr. F. Wever, Dr.-Ing. A. Krisch, Düsseldorf,
und Dr.-Ing. H.-J. Wiester, Essen*
Veränderungen im Gefügeaufbau von Chrom-Nickel-Molybdän-Stählen bei langzeitiger Beanspruchung im Zeitstandversuch bei 500°
1956, 48 Seiten, 26 Abb., 5 Tabellen, DM 11,70

HEFT 315
Prof. Dr. F. Wever und Dr.-Ing. A. Krisch, Düsseldorf
Metallkundliche Untersuchungen an Zeitstandproben
1956, 38 Seiten, 12 Abb., DM 9,15

HEFT 316
Dr. F. Keune, Aachen
Zusammenfassende Darstellung und Erweiterung des Aequivalenzsatzes für schallnahe Strömung
1956, 80 Seiten, 22 Abb., DM 17,90

HEFT 317
Dr.-Ing. J. Stelter, Aachen
Mikrobiologische Ultraschallwirkungen
1957, 106 Seiten, 41 Abb., 12 Tab., DM 23,90

HEFT 318
Dipl.-Ing. H. Kickert, Aachen
Über die Ausbreitung von Ultraschall in Luft
1957, 78 Seiten, 51 Abb., 7 Tab., DM 19,20

HEFT 319
Prof. Dr. C. Kröger, Aachen
Gemengereaktionen und Glasschmelze
1957, 118 Seiten, 53 Abb., 16 Tab., DM 26,—

HEFT 320
Dr. H.-E. Caspary, Köln
Verwendung von Szintillationszählern an Stelle von Zählrohren zur zerstörungsfreien Materialprüfung
1956, 42 Seiten, 13 Abb., 2 Tabellen, DM 10,10

HEFT 321
*Prof. Dr. F. Wever, Düsseldorf, und
Dr. W. Wepner, Köln*
Gleichzeitige Bestimmung kleiner Kohlenstoff- und Stickstoffgehalte im a-Eisen durch Dämpfungsmessung
1956, 30 Seiten, 3 Abb., 4 Tabellen, DM 6,80

HEFT 322
*Prof. Dr.-Ing. F. Bollenrath und
Dipl.-Ing. W. Domke, Aachen*
Eigenspannungen in vergüteten, dickwandigen Stahlzylindern nach Oberflächenhärtung mit induktiver Erwärmung
1956, 30 Seiten, 9 Abb., 2 Tabellen, DM 6,90

HEFT 323
Prof. Dr. R. Seyffert, Köln
Wege und Kosten der Distribution der Textilien, Schuh- und Lederwaren
1956, 98 Seiten, 37 Tabellen, 1 Falttaf., DM 12,—

HEFT 324
*Prof. Dr.-Ing. H. Opitz, Dr.-Ing. E. Saljé und
Dipl.-Ing. K. E. Schwartz, Aachen*
Richtwerte für das Außenrund-Längs- und Einstechschleifen
1956, 62 Seiten, 44 Abb., 2 Tabellen, DM 13,85

HEFT 325
Prof. Dr. E. Schratz, Münster
Pharmakognostische Untersuchungen am Medizinal-Rhabarber
1957, 62 Seiten, 29 Abb., 3 Tabellen, DM 17,90

HEFT 326
Prof. Dr.-Ing. E. Essers und Mitarbeiter, Aachen
Deichselkräfte an Lastzügen
in Vorbereitung

HEFT 327
*Prof. Dr.-Ing. habil. K. Krekeler und
Dr.-Ing. H. Peukert, Aachen*
Beitrag zur thermoelastischen Formbarkeit von Polyäthylen
1956, 56 Seiten, 49 Abb., 9 Tabellen, DM 12,80

HEFT 328
Dr. H. Maeder, Belo Horizonte
Schweißen von Temperguß
in Vorbereitung

HEFT 329
*Dipl.-Ing. A. Krüger, Karlsruhe, und Feuerwehr-Ing.
R. Radusch, Dortmund*
Wasserzerstäubung im Strahlrohr
1956, 86 Seiten, 21 Abb., 3 Tabellen, DM 18,65

HEFT 330
Dipl.-Physiker E. Pepping, Aachen
Die Durchflußzahl des Rechteckschlitzes in einer sehr großen Wand
1957, 54 Seiten, 21 Abb., DM 12,35

HEFT 331
Dipl.-Ing. G. Bretschneider, Ruit
Die Messung der wiederkehrenden Spannung mit Hilfe des Netzmodelles
1957, 46 Seiten, 21 Abb., 2 Tab., DM 11,20

HEFT 332
Prof. Dr.-Ing. R. Jaeckel und Dr. G. Reich, Bonn
Messung von Dampfdrucken im Gebiet unter 10^{-2} Torr
1956, 42 Seiten, 16 Abb., 2 Tabellen, DM 10,40

HEFT 333
*Prof. Dipl.-Ing. W. Sturtzel und
Dr.-Ing. W. Graff, Duisburg*
I. Der Flachwassereinfluß auf den Form- und Reibungswiderstand von Binnenschiffen
II. Der Flachwassereinfluß auf die Nachstrom- und Sogverhältnisse bei Binnenschiffen
1956, 44 Seiten, 14 Abb., DM 9,80

HEFT 334
Prof. Dr. W. Weizel und Dr. G. Meister, Bonn
Spektralanalyse durch Messung des Interferenz-Kontrastes
1956, 42 Seiten, DM 9,80

HEFT 335
Prof. Dr. W. Weizel und H. Hornberg, Bonn
Untersuchungen der anodischen Teile einer Glimmentladung
1957, 62 Seiten, 14 Farbabb., 21 Abb., 1 Tab., DM 32,80

HEFT 336
Dr. Tung-ping Yao, Aachen
Die Viskosität metallischer Schmelzen
1957, 64 Seiten, 28 Abb., 2 Tab., DM 14,40

HEFT 337
Dr. R. Hoeppener und Dr. W. Bierther, Bonn
Tektonik und Lagestätten im Rheinischen Schiefergebirge
1957, 66 Seiten, 14 Abb., DM 16,25

HEFT 338
*Prof. Dr.-Ing. W. Wegener, Aachen, und
Dipl.-Ing. J. Schneider, M.-Gladbach*
Die Bedeutung der Knotenart für die Herabminderung der Fadenbrüche
1957, 40 Seiten, 6 Abb., DM 11,90

HEFT 339
*Prof. Dr.-Ing. W. Wegener und
Dipl.-Ing. W. Zahn, Aachen*
Vergleich des normalen mit verschiedenen abgekürzten Baumwollspinnverfahren in bezug auf Gleichmäßigkeit und Sortierungsstreuung der Garne
1956, 56 Seiten, 17 Abb., 17 Tabellen, DM 12,70

HEFT 340
Dipl.-Ing. W. Rohs und Dipl.-Ing. R. Otto, Bielefeld
Das Naßspinnen von Bastfasergarnen mit Spinnbadzusätzen unter Ausnutzung einer zentralen Spinnwasserversorgungsanlage
1956, 56 Seiten, 2 Abb., 6 Tabellen, DM 11,60

HEFT 341
Prof. Dr.-Ing. H. Winterhager und Dipl.-Ing. L. Werner, Aachen
Präzisions-Meßverfahren zur Bestimmung des elektrischen Leitvermögens geschmolzener Salze
1956, 44 Seiten, 19 Abb., 1 Tabelle, DM 10,60

HEFT 342
Prof. Dr.-Ing. H. Winterhager und Dipl.-Ing. W. Barthel, Aachen
Die Gewinnung von Titanschlackenkonzentraten aus eisenreichen Ilemniten
1957, 60 Seiten, 30 Abb., 6 Tab., DM 13,30

HEFT 343
*Prof. Dr.-Ing. W. Petersen, Aachen, und Dipl.-Ing.
S. Wawroschek, Aachen*
Die zweckmäßigsten Gütebestimmungsverfahren und Brikettierungsbedingungen bei der Erzeugung von Braunkohlen-Eisenerz-Briketts
1956, 64 Seiten, 28 Abb., DM 13,95

HEFT 344
Prof. Dr.-Ing. W. Fucks, Aachen
Zur Deutung einfachster mathematischer Sprachcharakteristiken
1956, 38 Seiten, 12 Abb., DM 7,80

HEFT 345
Dipl.-Ing. G. Cerbe und Dipl.-Ing. H. Monstadt, Essen
Konvektive Trocknung mit gasbeheizter Luft und Trocknung durch Gasstrahler
1957, 46 Seiten, 16 Abb., DM 10,40

HEFT 346
Dipl.-Ing. O. Arnold, Aachen
Erfahrungen mit Kernbohrungen zur Lagerstättenuntersuchung im Erzbergbau
1957, 36 Seiten, 2 Abb., 3 Falttaf. 6 Tab., DM 8,80

HEFT 347
S. Ruff, F. Kipp, H. Hansteen und G. Müller, Bonn
Untersuchungen zur Frage der Gehörschädigungen des fliegenden Personals der Propellerflugzeuge
1957, 50 Seiten, 27 Abb., 3 Tab., DM 11,10

HEFT 348
*Prof. Dr.-Ing. E. Piwowarsky
und Dr.-Ing. E. G. Nickel, Aachen*
Metallurgie eines hochwertigen Gußeisens mit kompakter bis kugelförmiger Graphitausbildung
1957, 54 Seiten, 27 Abb., 5 Tab., DM 13,30

HEFT 349
*Dr.-Ing. W. A. Fischer, Dr.-Ing. H. Treppschuh
und Dr.-Ing. K. H. Köthemann, Düsseldorf*
Tiegel aus Schmelzmagnesia für Vakuuminduktionsöfen
1957, 34 Seiten, 14 Abb. DM 8,40

HEFT 350
*Prof. Dr.-Ing. habil. K. Krekeler
und Dr.-Ing. H. Peukert, Aachen*
Das Spannungsverhalten der Kunststoffe bei der Verarbeitung
in Vorbereitung

HEFT 351
*Prof. Dr.-Ing. H. Opitz, Dipl.-Ing. H. Axer und
Dipl.-Ing. H. Rhode, Aachen*
Zerspanbarkeit hochwarmfester und nichtrostender Stähle. Teil I
1957, 96 Seiten, 73 Abb., 2 Tab., DM 21,80

HEFT 352
Dipl.-Ing. H. Fauser, Aachen
Fahrdynamik und Batterie-Arbeitsverbrauch von Akkumulatorenlokomotiven im Untertagebetrieb
in Vorbereitung

HEFT 353
Forschungsinstitut für Rationalisierung, Aachen
Schlagwortregister zur Rationalisierung
1957, 376 S., DM

HEFT 354
Dipl.-Ing. D. Wagener, Aachen
Auswirkungen neuer Gaserzeugungs-Verfahren unter Berücksichtigung der Auswirkung auf den Kokereibetrieb
in Vorbereitung

HEFT 355
*Prof. Dr.-Ing. habil. K. Krekeler, Dr.-Ing. H. Peukert und
Dipl.-Ing. A. Kleine-Albers, Aachen*
Heißgas-Schweißungen von Weich-Polyvinylchlorid mit Zusatzwerkstoff
in Vorbereitung

HEFT 356
Dipl.-Phys. G. Gurke, Aachen
Aufbau einer Meßanlage für Untersuchungen elektrischer Gasentladung im Bereiche großer p. d.-Werte
1956, 38 Seiten, 13 Abb., DM 8,65

HEFT 357
Prof. Dr.-Ing. W. Fucks, Aachen
Mathematische Analyse der Formalstruktur von Musik
in Vorbereitung

HEFT 358
*Prof. Dr. rer. nat. W. Weltzien, Dipl.-Chem. P. Ringel
und Text.-Ing. H. Kirchhoff, Krefeld*
Die Waschechtheit von Färbungen. Vergleichende Untersuchungen auf dem Gebiete der Echtheitsprüfung
in Vorbereitung

HEFT 359
Dr.-Ing. F. J. Meister, Düsseldorf
Veränderung der Hörschärfe, Lautheitsempfindung und Sprachaufnahme während des Arbeitsprozesses bei Lärmarbeitern
*1957, 84 Seiten, 11 Abb., 1 Tab., 40 Audiogramme,
40 Tab., DM 19,90*

HEFT 360
Dr.-Ing. E. Barz, Remscheid
Fertigungsverfahren und Spannungsverlauf bei Kreissägeblättern für Holz
1957, 72 Seiten, 40 Abb., DM 17,—

HEFT 361
Dipl.-Ing. H. F. Klein, Aachen
Die nichtstationären Strömungsvorgänge und der Wärmeübergang in einem Schwingfeuergerät
1957, 84 Seiten, 34 Abb., 4 Falttafeln, DM 25,90

HEFT 362
*Prof. Dr. med. G. Lehmann und Dipl.-Phys.
D. Dieckmann, Dortmund*
Die Wirkung mechanischer Schwingungen (0,5 bis 100 Hertz) auf den Menschen
1957, 100 Seiten, 53 Abb., 6 Tab., DM 22,50

HEFT 363
Dr.-Ing. U. Domm, Frankenthal (Pfalz)
Über eine Hypothese, die den Mechanismus der Turbulenz-Entstehung betrifft
1956, 28 Seiten, 4 Abb., DM 6,45

HEFT 364
Prof. Dr. Th. Beste, Köln
Die Mehrkosten bei der Herstellung ungängiger Erzeugnisse im Vergleich zur Herstellung vereinheitlichter Erzeugnisse
1957, 352 Seiten, DM 50,—

HEFT 365
Sozialforschungsstelle an der Universität Münster, Dortmund
Standort und Wohnort
1957, Textband: 350 Seiten, 28 Karten, 73 Tab.
Anlageband: 15 Karten, 21 Tab., DM 99,—

HEFT 366
Versuchsanstalt für Binnenschiffbau e. V., Duisburg
Bei Flachwasserfahrten durch die Strömungsverteilung am Boden und an den Seiten stattfindende Beeinflussung des Reibungswiderstandes von Schiffen
1957, 96 Seiten, 39 Abb., 28 Tab., DM 20,40

HEFT 367
Dr. rer. nat. D. Horstmann, Düsseldorf
Der Angriff eisengesättigter Zinkschmelzen auf kohlenstoff-, schwefel- und phosphorhaltiges Eisen
1957, 52 Seiten, 22 Abb., 6 Tab., DM 12,85

HEFT 368
Prof. Dr. phil. H. Kaiser, Dortmund
Entwicklung betriebsmäßiger spektrochemischer Analysenverfahren für technische Gläser
1957, 40 Seiten, 11 Abb., DM 9,10

HEFT 369
Prof. Dr.-Ing. R. Jaeckel und Dipl.-Phys. F. J. Schittko, Bonn
Gasabgabe von Werkstoffen ins Vakuum
1957, 48 Seiten, 20 Abb., 6 Tab., DM 13,30

HEFT 370
Dr. phil. habil. F. Schwarz, Köln
Physikochemische Grundlagen der Bildsamkeit von Kalken unter Einbeziehung des Begriffes der aktiven Oberfläche
in Vorbereitung

HEFT 371
Dr. phil. W. Lejeune, Köln
Beitrag zur statistischen Verifikation der Minderheiten-Theorie
in Vorbereitung

HEFT 372
Prof. Dr. phil. M. von Stackelberg, Bonn
Untersuchungen zur Ausarbeitung und Verbesserung von polarographischen Analysenmethoden. 2. Bericht
1957, 44 Seiten, 9 Abb., 7 Tab., DM 10,10

HEFT 373
Dipl.-Ing. H. J. Koch, Essen
Druckgasfeuerung — ein Verfahren zum Betrieb von Gasfeuerstätten
1957, 38 Seiten, 8 Abb., 10 Tab., DM 8,50

HEFT 374
Dr. E. Paproth, Krefeld
Paläontologische Bearbeitung der in den devonischen Schichten des Siegerlandes enthaltenen Faunen
1957, 38 Seiten, 3 Tab., DM 8,30

HEFT 375
Technischer Überwachungsverein e. V., Essen
Wanddickenmessungen mittels radioaktiver Strahlen und Zählrohrgerät
in Vorbereitung

HEFT 376
Technischer Überwachungsverein e. V., Essen
Wasserumlaufprobleme an Hochdruckkesseln
in Vorbereitung

HEFT 377
Technischer Überwachungsverein e. V., Essen
Versuche an Wanderrostkesseln mit befeuchteter Verbrennungsluft
in Vorbereitung

HEFT 378
Oberingenieur H. Stein, M.-Gladbach
Beobachtung und maßtechnische Erfassung der Vorgänge im Spinn- und Aufwindefeld von Ringspinn- und Ringzwirnmaschinen
in Vorbereitung

HEFT 379
Laboratorium für textile Meßtechnik, M.-Gladbach
Schußfadenspannung beim Weben
in Vorbereitung

HEFT 380
Dipl.-Phys. R. Trappenberg, Karlsruhe
Theoretische und experimentelle Untersuchungen zur Staubverteilung einer Rauchfahne
in Vorbereitung

HEFT 381
Dr. J. Juilfs, Krefeld
Zur Dichtebestimmung von Fasern. Methoden und Beispiele der praktischen Anwendung
in Vorbereitung

HEFT 382
Dr. phil. habil. P. Hölemann, Ing. R. Hasselmann und Ing. G. Dix, Dortmund
Die Messung von Flammen und Detonationsgeschwindigkeiten bei der explosiven Zersetzung von Acetylen in Rohren
1957, 36 Seiten, 7 Abb., 4 Tab., DM 8,10

HEFT 383
Dr. phil. habil. P. Hölemann und Ing. R. Hasselmann, Dortmund
Verlauf von Azetylenexplosionen in Rohren bei Gegenwart von porösen Massen
in Vorbereitung

HEFT 384
Prof. Dr.-Ing. H. Opitz, Aachen
Schwingungsuntersuchungen an Werkzeugmaschinen
in Vorbereitung

HEFT 385
Prof. Dr.-Ing. H. Opitz, Aachen
Zerspanbarkeit hochwarmfester und nichtrostender Stähle. Teil II
in Vorbereitung

HEFT 386
Prof. Dr.-Ing. H. Opitz, Aachen
Standzeituntersuchungen und Verschleißmessungen mit radioaktiven Isotopen
in Vorbereitung

HEFT 387
Prof. Dr. med. W. Kikuth und Dozent Dr. med. L. Grün, Düsseldorf
Die Verhütung von Infektion durch Desinfektion des Raumes und der Raumluft
in Vorbereitung

HEFT 388
Prof. Dr. rer. nat. habil. W. Baumeister und Dr. rer. nat. H. Burghardt, Münster
Die Bedeutung der Elemente Zink und Fluor für das Pflanzenwachstum
1957, 48 Seiten, 17 Tab. DM 10,20

HEFT 389
Prof. Dr.-Ing. habil. H. Fink und K. W. Hoppenhaus, Köln
Die biologische Eiweiß-Synthese von höheren und niederen Pilzen und die alimentäre Lebernekrose der Ratte
1957, 76 Seiten, 2 Abb., 24 Tab., DM 15,60

HEFT 390
Dr.-Ing. J. Endres und Dr.-Ing. G. Hiebel, München
Berechnung der optimalen Leistungen, Kraftstoffverbräuche und Wirkungsgrade von Luftfahrt-Gasturbinen-Triebwerken am Boden und in der Höhe bei Fluggeschwindigkeiten von 0—2000 km/h und bei vorgegebenen Düsenausströmgeschwindigkeiten
in Vorbereitung

HEFT 391
Prof. Dr. phil. F. Wever, Dr. phil. W. Koch und Dipl.-Chem. F. Stricker, Düsseldorf
Die quantitative spektrographische Analyse von Gasgemischen aus Kohlenmonoxyd, Wasserstoff und Stickstoff
in Vorbereitung

HEFT 392
Prof. Dr. phil. F. Wever u. a., Düsseldorf
Untersuchungen über den Konverterrauch im Hinblick auf die spektrale Überwachung des Thomasprozesses
in Vorbereitung

HEFT 393
Dr.-Ing. O. Viertel und S. Brückner-Lucas, Krefeld
Arbeitszeitstudien an Haushaltwaschmaschinen
in Vorbereitung

HEFT 394
Privatdozent Dr. med. W. Koch, Münster
Die Ablagerung radioaktiver Substanzen im Knochen
in Vorbereitung

HEFT 395
Dipl.-Ing. L. Hahn, Clausthal-Zellerfeld
Untersuchungen zur Frage des optimalen Bohrloch- und Patronendurchmessers
in Vorbereitung

HEFT 396
Prof. Dr.-Ing. F. Schultz-Grunow, Dr.-Ing. A. Jogerich, Essen, Dipl.-Ing. H. Meyer, cand. ing. P. Sand, Aachen
Untersuchungen des Luftwiderstandes von Güterwagen
in Vorbereitung

HEFT 397
Techn.-Wissenschaftliches Büro für die Bastfaserindustrie, Bielefeld
Ungleichmäßigkeiten in Bändern von Bastfaserkarden, ihre Ursachen und Auswirkungen
1957, 60 Seiten, 18 Abb., 1 Tab., DM 14,80

HEFT 398
Prof. Dr. habil. H. E. Schwiete, Aachen, u. a.
Einlagerungsversuche an synthetischem Mullit I. — Die Zusammensetzung der Schmelzphase in Schamottesteinen I
in Vorbereitung

HEFT 399
Prof. Dr. habil. H. E. Schwiete und Dr.-Ing. R. Vinkeloe, Aachen
Möglichkeiten der quantitativen Mineralanalyse mit dem Zählrohrgerät unter besonderer Berücksichtigung der Mineralgehaltsbestimmung von Tonen
in Vorbereitung

HEFT 400
Prof. Dr. phil. W. Fuchs und Dipl.-Chem. H. Weyerstrass, Aachen
Entwicklung eines Heißfilters zur Reinigung von Gichtgas eines mit Kohle betriebenen Niederschachtofens
in Vorbereitung

HEFT 401
Prof. Dr.-Ing. M. Lipp und Dipl.-Chem. G. Frielingsdorf, Aachen
Darstellung reaktionsfähiger Verbindungen des Camphansystems und Versuche zu deren Fluorierung
1957, 84 Seiten, DM 17,—

HEFT 402
Prof. Dr. W. Linke, Aachen
Die Wärmeübertragung durch Thermopane-Fenster
in Vorbereitung

HEFT 403
Prof. Dr.-Ing. P. Denzel und Dipl.-Ing. W. Cremer Aachen
Verbesserung der Benutzungsdauer der Höchstlast in ländlichen Netzen durch Anwendung elektrischer Geräte in der Landwirtschaft
in Vorbereitung

HEFT 404
Prof. Dr. R. Jaeckel und Dipl.-Phys. F. Gross, Bonn
Die Löslichkeit von Gasen in schwerflüchtigen organischen Flüssigkeiten
1957, 46 Seiten, 17 Abb., 1 Tab., DM 11,50

HEFT 405
Prof. Dr.-Ing. H. Opitz und Dipl.-Ing. H. Schuler, Aachen
Untersuchungen für einen Wirtschaftlichkeitsvergleich der Feinbearbeitungsverfahren
in Vorbereitung

HEFT 406
W. Kirsch, Remscheid
Entwicklungsarbeiten auf dem Gebiete des Korrosionsschutzes
1957, 86 Seiten, 28 Abb., 11 Tabellen, DM 19,—

HEFT 407
Prof. Dr.-Ing. H. Schenk, Aachen, und Dr.-Ing. W. Wenzel, Bad Godesberg
Entwicklungsarbeiten auf dem Gebiete der Verhüttung von Erzstaub in Schmelzkammern
1957, 82 Seiten, 9 Abb., 18 Tabellen, DM 17,10

HEFT 408
Prof. Dr. phil. F. Wever, Dr.-Ing. W. Lueg und Dr.-Ing. H. G. Müller, Düsseldorf
Kraft- und Arbeitsbedarf beim Warmscheren von Stahl in Abhängigkeit von Temperatur und Schnittgeschwindigkeit
in Vorbereitung

WESTDEUTSCHER VERLAG · KÖLN UND OPLADEN

HEFT 409
Prof. Dr. phil. F. Wever, Dr. phil. W. Koch, Dr. rer. nat. Ch. Ilschner-Gensch und Dipl.-Phys. H. Rohde, Düsseldorf
Das Auftreten eines kubischen Nitrids in aluminiumlegierten Stählen
1957, 38 Seiten, 12 Abb., 3 Tabellen, DM 10,10

HEFT 410
Prof. Dr. phil. F. Wever, Prof. Dr. rer. techn. A. Kochendörfer, Dr. phil. nat. M. Hempel, Düsseldorf und Dipl.-Phys. E. Hillenhagen, Köln
Biegewechselversuche mit Flachproben aus Alpha-Eisen-Einkristallen zur Bestimmung der Wechselfestigkeit und der Gleitspuren
in Vorbereitung

HEFT 411
Prof. Dr. W. Halbsguth und Dr. L. Sommer, Frankfurt/M.
Grundlegende Versuche zur Keimungsphysiologie von Pilzsporen
in Vorbereitung

HEFT 412
Prof. Dr.-Ing. H. Opitz, Aachen
Kennwerte und Leistungsbedarf für Werkzeugmaschinengetriebe
in Vorbereitung

HEFT 413
Prof. Dr.-Ing. H. Opitz, Aachen
Richtwerte für das Fräsen von unlegierten und legierten Baustählen mit Hartmetall, Teil II
in Vorbereitung

HEFT 414
Dr. med. H. K. Parchwitz und Dr. med. C. Winkler, Bonn
Speicherung organischer Farbstoffe und künstlich radioaktiver Substanzen in Geschwülsten
in Vorbereitung

HEFT 415
Prof. Dr.-Ing. W. Paul, Dr. rer. nat. O. Osberghaus und Dipl.-Phys. E. Fischer, Bonn
Ein Ionenkäfig
in Vorbereitung

HEFT 416
Oberreg.-Gewerberat Dipl.-Ing. G. Steinicke, Hamburg
Die Wirkung von Lärm auf den Schlaf des Menschen
1957, 46 Seiten, 14 Abb., 8 Tab., DM 11,60

HEFT 417
Prof. Dr.-Ing. habil. E. Rößger, Berlin
I. Teil: Die Entwicklung des Weltluftverkehrs, Ergänzungsbericht 1954
II. Teil: Die zivile Luftfahrtpolitik der USA
1957, 230 Seiten, 6 Abb., 83 Tab., DM 48,—

HEFT 418
O. Gdaniec, Mülheim/Ruhr
Über die Randlochkarte als Hilfsmittel in der Dokumentation
1957, 44 Seiten, 15 Abb., 8 Tab., DM 10,10

HEFT 419
K. Brooks
Die Messungen der Reflexionseigenschaften künstlicher und natürlicher Materialien mit quasi-optischen Methoden bei Mikrowellen
in Vorbereitung

HEFT 420
M. Vogel
Das Spektralgebiet zwischen dem langwelligen Ultrarot und Mikrowellen
1957, 66 Seiten, 2 Abb., DM 13,50

HEFT 421
ORR Dipl.-Volkswirt Dr. H. Rogmann, Düsseldorf
Die Erforschung der Verkehrskonjunktur und der langzeitigen Dynamik in der Verkehrswirtschaft (Zusammenfassung der eingegangenen Stellungnahmen und Vorschläge)
1957, 168 Seiten, 3 Tab., DM 26,60

HEFT 422
Prof. Dr.-Ing. K. Leist und Dipl.-Ing. W. Dettmering, Aachen
Prüfstände zur Messung der Druckverteilung an rotierenden Schaufeln
in Vorbereitung

HEFT 423
Prof. Dr.-Ing. K. Leist und Dr.-Ing. O. Thun, Aachen
Strömungsmessungen über Brennkammer-Wirkungsgrade
in Vorbereitung

HEFT 424
Prof. Dr.-Ing. K. Leist und Dipl.-Ing. I. Weber, Aachen
Spannungsoptische Untersuchungen von rotierenden Scheiben mit exzentrischen Bohrungen
in Vorbereitung

HEFT 425
Dipl.-Ing. H. Lübke, Hamburg
Gasturbinen und Strahlantriebe für Hubschrauber
in Vorbereitung

HEFT 426
Prof. Dr.-Ing. H. Opitz und Dipl.-Ing. W. Scholz, Aachen
Untersuchungen über den Räumvorgang
1957, 74 Seiten, 36 Abb., 7 Tab., DM 16,55

HEFT 427
Dr.-Ing. J. Endres, München
Kinematische Untersuchung eines Zweitakt-Hochleistungs-Dieseltriebwerks mit achsparallelen Zylindern und gegenläufigen Kolben
in Vorbereitung

HEFT 428
Dr.-Ing. J. Endres, München
Untersuchungen der Beschleunigungsverhältnisse eines Zweitakt-Hochleistungs-Dieseltriebwerks mit achsparallelen Zylindern und gegenläufigen Kolben
in Vorbereitung

HEFT 429
Prof. Dr. O. Kuhn, Köln
Selektive Wirkung verschiedener Stoffgruppen auf tierische Gewebe
1957, 54 Seiten, 32 Abb., DM 13,15

HEFT 430
Prof. Dr. G. Garbotz, Aachen und Dr.-Ing. G. Dress, Cadiz
Untersuchungen über das Kräftespiel an Flachbagger-Schneidwerkzeugen in Mittelsand und schwach bindigem, sandigem Schluff unter besonderer Berücksichtigung der Planierschilde und ebenen Schürfkübelschneiden
in Vorbereitung

HEFT 431
Prof. Dr.-Ing. H. Winterhager, Dr.-Ing. R. Kammel und Dipl.-Ing. W. Barthel, Aachen
Fortschritte auf dem Gebiet der Titanmetallurgie 1950—1955
in Vorbereitung

HEFT 432
Dipl.-Phys. R. Werz, Bonn
Die Entwicklung einer Synchrozyklotron-Ionenquelle
in Vorbereitung

HEFT 433
Dr.-Ing. G. Satlow, Aachen
Über einige physikalische und chemische Eigenschaften der Wolle von der gewaschenen Wolle bis zum Kammzug
1957, 72 Seiten, 15 Abb., 19 Tab., DM 15,25

HEFT 434
Dipl.-Ing. W. Rohs und Dr. J. Geurten, Bielefeld
Schlichten für Baumwollgarne
in Vorbereitung

HEFT 435
Dipl.-Ing. W. Rohs und Dipl.-Ing. L. Steinmetz, Bielefeld
Die Masseungleichmäßigkeit von Flachstreckenbändern in Abhängigkeit von Verzug und Dopplung
in Vorbereitung

HEFT 436
Priv.-Doz. Dr. habil. J. Juilfs, Krefeld
Zur Bestimmung der Reißlast (Zugfestigkeit) von Fasern, Fäden und Garnen
in Vorbereitung

HEFT 437
Prof. Dr. G. Schmölders und Dr. I. Meyer, Köln
Geldwertbewußtsein und Münzpolitik. — Das sogenannte Gresham'sche Gesetz im Lichte der ökonomischen Verhaltensforschung
1957, 92 Seiten, DM 20,30

HEFT 438
Prof. Dr.-Ing. H. Winterhager und Dr.-Ing. L. Werner, Aachen
Bestimmung des elektrischen Leitvermögens geschmolzener Fluoride
1957, 52 Seiten, 18 Abb., 10 Tab., DM 11,90

HEFT 439
Dr. phil. H. Lange, Köln und Dr. rer. nat. R. Kohlhaas, Neuß/Rh.
Anwendung der thermomagnetischen Analyse zum Studium des Umwandlungsverhaltens von Eisenwerkstoffen im Temperaturbereich von −150°C bis +150°C
in Vorbereitung

HEFT 440
Dr.-Ing. H. Wolf, Aachen
Gekoppelte Hochfrequenzleitungen als Richtkoppler
in Vorbereitung

HEFT 441
Dr. phil. habil. P. Hölemann und Ing. R. Hasselmann, Düsseldorf
Messung des Temperatur- und Druckverlaufes beim Füllen und Entspannen von Dissousgas
1957, 52 Seiten, 6 Abb., 7 Tab., DM 11,25

HEFT 442
Dipl.-Ing. W. Rohs, Text.-Ing. Griese und Text.-Ing. W. Lauer, Bielefeld
Die Auswirkungen der Trocknungsart naßgesponnener Leinengarne auf deren Verarbeitungswirkungsgrad sowie auf die Festigkeits- und Dehnungseigenschaften der Garne und Gewebe
1957, 28 Seiten, 2 Abb., 3 Tab., DM 6,50

HEFT 443
Prof. Dr. phil. W. Weizel und K. Kluth, Bonn
Über die Struktur der positiven Gleitentladungen
in Vorbereitung

HEFT 444
Dr.-Ing. W. Wilhelm, Aachen
Einfluß der Saugrohrabmessung, der Einlaßsteuerlage und der Größe des Kurbelkastenvolumens auf den Ladungswechsel eines Einzylinder-Zweitakt-Dieselmotors
in Vorbereitung

HEFT 445
Dr.-Ing. E. Barz, Remscheid
Fertigungs- und Prüfverfahren für Feilen
vergriffen

HEFT 446
Dr. med. G. Schäfer
Glutationsstoffwechsel und Sauerstoffmangel
1957, 28 Seiten, 5 Tab., DM 6,40

HEFT 447
Prof. Dr.-Ing. F. Bollenrath, Aachen, Dr.-Ing. H. Füllenbach, Seesen/Harz und Dipl.-Ing. J. Schumacher, Neubeckum/Westf.
Entwicklung rationell arbeitender Spritzkabinen
in Vorbereitung

HEFT 448
Dr. med. C. Winkler, Bonn
Ein Koinzidenz-Szintillometer zum Zwecke der Schilddrüsenfunktionsdiagnostik und der Tumordiagnostik
in Vorbereitung

HEFT 449
Priv.-Doz. Oberbaurat Dr.-Ing. W. Meyer zur Capellen und Mitarbeiter, Aachen
Bewegungsverhältnisse an der geschränkten Schubkurbel
in Vorbereitung

HEFT 450
Prof. Dr.-Ing. W. Paul, Bonn und Dipl.-Phys. H. P. Reinhard, M.-Gladbach
Das elektrische Massenfilter als Isotopentrenner
in Vorbereitung

HEFT 451
Prof. Dr. G. Schmölders, Köln
Rationalisierung und Steuersystem
in Vorbereitung

HEFT 452
Prof. Dr. rer. nat. W. Weltzien und Dr. phil. K. Windeck, Krefeld
Veränderungen an Fasern bei der Bleiche mit Natriumchlorid und über einige Vergilbungserscheinungen
in Vorbereitung

HEFT 453
Forschungsinstitut der Feuerfest-Industrie, Bonn
Die Arbeiten der technisch-wissenschaftlichen Kommission der PRE (Vereinigung der europäischen Feuerfest-Industrie)
in Vorbereitung

HEFT 454
Dr.-Ing. W. Piepenburg, Dipl.-Ing. B. Bübling und Bauing. J. Behnke, Köln
Haftfestigkeit der Putzmörtel
in Vorbereitung

WESTDEUTSCHER VERLAG · KÖLN UND OPLADEN

HEFT 455
Dr.-Ing. W. A. Fischer, Dr.-Ing. H. Treppschuh und Dipl.-Phys. K. H. Köthemann, Düsseldorf
Erschmelzung von Reinsteisen nach dem Kohlenstoffproduktionsverfahren und Kerbschlagzähigkeit-Temperatur-Kurven dieses Eisens
in Vorbereitung

HEFT 456
Priv.-Doz. Dir. Dr.-Ing. K. Bungardt, Essen
Zeitstandversuche an austenitischen Stählen und Legierungen
in Vorbereitung

HEFT 457
Prof. Dr. phil. F. Wever, Düsseldorf und Dr. phil. W. Wepner, Köln
Dämpfungsmessungen an schwach gereckten Eisen-Kohlenstoff-Legierungen
1957, 34 Seiten, 7 Abb., 3 Tab., DM 8,40

HEFT 458
Prof. Dr.-Ing. H. Schenck und Dr.-Ing. E. Schmidtmann, Aachen
Das Frischen von Thomas-Roheisen mit Sauerstoff-Wasserdampf-Gemischen und die Eigenschaften der damit erblasenen Stähle
in Vorbereitung

HEFT 459
Prof. Dr. phil. F. Wever, Dr. phil. O. Krisement und Hanna Schädler, Düsseldorf
Ein isothermes Mikrokalorimeter zur kinetischen Messung von Umwandlungs- und Ausscheidungsvorgängen in Legierungen
in Vorbereitung

HEFT 460
Prof. Dr. phil. F. Wever und Dr. rer. nat. B. Ilschner, Düsseldorf
Ein isothermes Lösungskalorimeter zur Bestimmung thermo-dynamischer Zustandsgrößen von Legierungen
in Vorbereitung

HEFT 461
Prof. Dr.-Ing. habil. E. Piwowarski †, Prof. Dr.-Ing. W. Patterson und Dipl.-Ing. F. W. Iske, Aachen
Verbesserung der Zähigkeitseigenschaften von Bessemer-Stahlguß
in Vorbereitung

HEFT 462
Prof. Dr. rer. nat. J. Weissinger
Zur Aerodynamik des Ringflügels — II. Die Ruderwirkung
Zur Aerodynamik des Ringflügels — III. Der Einfluß der Profildicken
in Vorbereitung

HEFT 463
Dipl.-Ing. G. Plüss, Essen-Steele
Die Aufteilung der verbrennlichen Bestandteile in Verbrennungsgasen auf CO und H_2 bei Verbrennung mit Luftunterschuß und bei Luftüberschuß und künstlicher Flammenkühlung
in Vorbereitung

HEFT 464
Dr. phil. habil. P. Hölemann und Ing. R. Hasselmann, Dortmund
Die Möglichkeit der Zündung von Acetylen in Rohrleitungen beim Ausbleiben mit Stickstoff
in Vorbereitung

HEFT 465
Dr.-Ing. R. Koch, Köln
Amerikanische Fertigungsunterlagen und ihre Werkstattreifmachung für deutsche Betriebe
in Vorbereitung

HEFT 466
Prof. Dr.-Ing. J. Mathieu, Aachen
Überbetrieblicher Verfahrensvergleich
in Vorbereitung

HEFT 467
Prof. Dr. Dr. h. c. E. Klenk und Dr. phil. H. Faillard, Köln
Neue Erkenntnisse über den Mechanismus der Zellinfektion durch Influenzavirus
Die Bedeutung der Neuraminsäure als Zellreceptor für das Influenzavirus
in Vorbereitung

HEFT 468
Prof. Dr. med. Dr. med. dent. G. Korkhaus und Dr. med. R. Alfter, Bonn
Die Vakuumwurzelbehandlung
in Vorbereitung

HEFT 469
Dr. sc. agr. F. Riemann und Dipl.-Volksw. R. Hengstenberg, Göttingen
Zur Industrialisierung kleinbäuerlicher Räume
1957, 130 Seiten, 5 Karten, 23 Tab., DM 27,—

HEFT 470
O. Wehrmann
Hitzdrahtmessungen in einer aufgespaltenen Kármánschen Wirbelstraße
1957, 42 Seiten, 14 Abb., 4 Tab., DM 10,90

HEFT 471
Prof. Dr. phil. habil. A. Naumann, Dr.-Ing. A. Heyser und Dr. phil. Dipl.-Ing. W. Trommsdorf, Aachen
Der Überdruck-Windkanal in Aachen
in Vorbereitung

HEFT 472
Dipl.-Ing. A. Freitag, Essen-Steele
Verhalten von Katalytstrahlern bei Betrieb mit Luftvormischung zum Gas und der Verbrennung von Luft gegen eine Gasatmosphäre
in Vorbereitung

HEFT 473
Prof. Dr. phil. F. Wever, Dr.-Ing. W. Lueg und Dipl.-Ing. P. Funke jr. Düsseldorf
Versuche an einer hydraulischen 25 t-Stangenziehbank
in Vorbereitung

HEFT 474
Dr.-Ing. R. Ihing und Dipl.-Ing. G. Meier, Hannover
Eichung und Entwicklung von Staubentnahmesonden
in Vorbereitung

HEFT 475
Prof. Dipl.-Ing. W. Sturtzel, Obering. Helm und Dipl.-Ing. Heuser, Duisburg
Systematische Ruderversuche mit einem Schleppkahn und einem Binnenselbstfahrer vom Typ „Gustav Koenigs"
in Vorbereitung

HEFT 476
Prof. Dipl.-Ing. W. Sturtzel und Dipl.-Ing. Schmidt-Stiebitz, Duisburg
Einfluß der Hinterschiffsform auf das Manövrieren von Schiffen auf flachem Wasser
in Vorbereitung

HEFT 477
Dr. K. Utermann, Dortmund
Freizeitprobleme bei der männlichen Jugend einer Zechengemeinde
in Vorbereitung

HEFT 478
Prof. Dr.-Ing. habil. W. Petersen und Dr.-Ing. S. Wawroschek, Aachen
Brikettierungsversuche zur Erzeugung von Möllerbriketts unter Verwendung von Braunkohle
in Vorbereitung

HEFT 479
Prof. Dr.-Ing. W. Wegener, Aachen und Dipl.-Ing. H. Fourné, Bochum
Ursachen des Überschreitens der Toleranzgrenze nach oben oder unten (Meter pro Gramm) an der Strecke
in Vorbereitung

HEFT 480
Dr. phil. K. Brücker-Steinkuhl, Düsseldorf
Anwendung mathematisch-statistischer Verfahren bei der Fabrikationsüberwachung
in Vorbereitung

HEFT 481
Oberbaurat Dr.-Ing. W. Meyer zur Capellen, Aachen
Fünf- und sechspunktige Geradführung in Sonderlagen des ebenen Gelenkvierecks
in Vorbereitung

HEFT 482
Dipl.-Ing. R. Pels-Leusden und Dr. K. Bergmann, Essen
Die Frostbeständigkeit von Ziegeln; Einflüsse der Materialzusammensetzung und des Brandes
in Vorbereitung

HEFT 483
Prof. Dr.-Ing. habil. F. A. F. Schmidt, Aachen
Gemischbildungs-, Selbstzündungs- und Verbrennungsvorgänge als Grundlage für Entwicklungsarbeiten an Gasturbinenbrennkammern
in Vorbereitung

HEFT 484
Prof. Dr. habil H. E. Schwiete und Dr. G. Schwiete, Aachen
Beitrag zur Struktur des Montmorillonit
in Vorbereitung

HEFT 485
Prof. Dr. phil. E. Jenckel, Aachen, Dr. H. Wilsing, Dormagen, Dr. H. Dörffurt, Wesseling/Bez. Köln und Dipl.-Phys. H. Rinkens, Eschweiler
Kristallisation und Hochpolymeren
in Vorbereitung

HEFT 486
Doz. Dr. med. E. Lerche und Dr. med. J. Schulze, Aachen
Hörermüdung und Adaptation im Tierexperiment
in Vorbereitung

HEFT 487
Prof. Dipl.-Ing. W. Blume, Duisburg
Festigkeitseigenschaften kombinierter Leichtbaustoffe im Hinblick auf die Verkehrstechnik, insbesondere des Flugzeugbaus
in Vorbereitung

HEFT 488
Prof. Dr. habil. H. E. Schwiete und Dipl.-Chem. H. Westmark
Beitrag zur Kennzeichnung der Texturen von Schamottesteinen
in Vorbereitung

HEFT 489
Dipl.-Math. K. H. Müller
Strenge Lösungen der Navier-Stokes-Gleichung für rotationssymmetrische Strömungen
in Vorbereitung

HEFT 490
Hauptstelle für Staub- und Silikosebekämpfung des Steinkohlenbergbauvereins, Essen-Rüttenscheid
Zur Staub- und Silikosebekämpfung im Steinkohlenbergbau
in Vorbereitung

HEFT 491
Prof. Dr. Fr. Lotze und K. Kötter, Münster
Chloridgehalte des oberen Emsgebietes und ihre Beziehungen zur Hydrogeologie
in Vorbereitung

HEFT 492
Prof.-Dr. phil. J. Meixner und B. Manz, Aachen
Zur Theorie der irreversiblen Prozesse in α-Eisen
in Vorbereitung

HEFT 493
Prof. Dr. phil. habil. A. Naumann und Dipl.-Ing. H. Pfeiffer, Aachen
Versuche an Wirbelstraßen hinter Zylindern bei hohen Geschwindigkeiten
in Vorbereitung

HEFT 494
Dipl.-Ing. W. Rohs und Text.-Ing. Griese, Bielefeld
Entwicklung und Erprobung eines verbesserten elektrischen Kettfadenwächtergeschirrs für die Leinen- und Halbleinenweberei
in Vorbereitung

HEFT 495
Prof. Dr. phil. E. Asmus und Dr. rer. nat. H.-F. Kurandt, Berlin
Einige analytische Anwendungen der Zincke-Königschen Reaktion
in Vorbereitung

HEFT 496
Dipl.-Chem. P. Vogel, Krefeld
Färberische Eigenschaften von zur Herstellung von Verdickungen in der Stoffdruckerei bestimmten Sorten

HEFT 497
Oberarzt Dr. med. G. Mußgnug, Bottrop
Die Knochenveränderungen und der Knochenstoffwechsel beim Sudeck-Syndrom
in Vorbereitung

HEFT 498
Prof. Dr.-Ing. H. Zahn und Dr. rer. nat. W. Gerstner, Aachen
Herstellung säurefester technischer Gewebe
in Vorbereitung

HEFT 499
Priv.-Doz. Dr. J. Juilfs, Krefeld
Die Bestimmung des Wasserrückhaltevermögens (bzw. des Quellwertes) von Fasern
in Vorbereitung

WESTDEUTSCHER VERLAG · KÖLN UND OPLADEN

HEFT 500
Priv.-Doz. Dr. J. Juilfs, Krefeld
Vergleichende Untersuchungen am Schopper-Scheuerprüfgerät
in Vorbereitung

HEFT 501
Dipl.-Ing. W. Rohs und Dr. J. Geurten, Bielefeld
Untersuchungen in der Leinengarnbleiche
in Vorbereitung

HEFT 502
Prof. Dr. M. Diem und Dr. R. Trappenberg, Karlsruhe
Berechnung der Ausbreitung von Staub und Gas
1957, 30 Seiten, Anhang 67 Diagramme, DM 37,30

HEFT 503
Prof. Dr. W. Weizel und Dr. rer. nat. J. Faßbender, Bonn
Untersuchungen über die Eigenschaften von Cadmiumsulfid-Sandwich-Zellen
in Vorbereitung

HEFT 504
Prof. Dr. phil. F. Wever, Dr. phil. W. Wink und Dr. rer. nat. W. Jellinghaus, Düsseldorf
Versuchsanordnung zur Messung der Suszeptibilität paramagnetischer Stoffe und Meßergebnisse an Nickel-Chrom- und Kobalt-Nickel-Chrom-Werkstoffen
in Vorbereitung

HEFT 505
Prof. Dr.-Ing. F. A. F. Schmidt und Dipl.-Ing. H. Heitland, Aachen
Einfluß des Selbstzündungsverhaltens der Kraftstoffe auf den Verbrennungsablauf, Wirkungsgrad und Druckverlust von Hochleistungsbrennkammern
in Vorbereitung

HEFT 506
Prof. Dr.-Ing. W. Meyer zur Capellen, Aachen
Der Flächeninhalt von Koppelkurven. — Ein Beitrag zu ihrem Formenwandel
in Vorbereitung

HEFT 507
Prof. Dr. H. Kaiser, Dr. G. Bergmann und Dr. G. Gresze, Dortmund
Kartei zur Dokumentation in der Molekülspektroskopie
in Vorbereitung

HEFT 508
Dr. H. Schmidt-Ries, Krefeld
Limnologische Untersuchungen des Rheinstromes I (Hydrobiologische und physiographische Untersuchungen
in Vorbereitung

HEFT 509
Dr. Schmidt-Ries, Krefeld
Limnologische Untersuchungen des Rheinstromes I (Tabellenwerk)
in Vorbereitung

HEFT 510
Prof. Dr. rer. nat. W. Groth und Dr.-Ing. K. Bayerle, Bonn
Anreicherung der Uranisotope nach dem Gaszentrifugenverfahren
in Vorbereitung

HEFT 511
H. Wahl, G. Kantenwein und W. Schäfer, Essen
Gesteinsbohr-Modellversuche zur Frage des Drehbohrens, Schlagbohrens und Drehschlagbohrens
in Vorbereitung

HEFT 512
Prof. Dr. H. Strassl, Bonn
Azimut-Monogramme für alle Stundenwinkel und Deklinationen im Bereich der geographischen Breiten von $-80°$ bis $+80°$
in Vorbereitung

HEFT 513
Prof. Dr. W. Schmitz und Dr. rer. F. Schmitt, Mülheim/Ruhr
Die Verwendung des Magnetbandgerätes zur Speicherung des Kurvenverlaufs elektrischer Ströme
in Vorbereitung

HEFT 514
Dr. rer. nat. M.-E. Meffert, Essen
Die Kultur von Scenedesmus obliquus in Abwasser
in Vorbereitung

HEFT 515
Prof. Dr. habil. H. E. Schwiete und Dr.-Ing. Chr. Hummel, Aachen
Thermochemische Untersuchungen im System SiO_2 und Na_2O-SiO_2
in Vorbereitung

HEFT 516
Prof. Dr.-Ing. H. Müller, Dipl.-Ing. F. Reinke und Dipl.-Ing. W. Sorgenicht, Essen
Gesamtstrahlungsmessungen der Temperaturstrahlung
in Vorbereitung

HEFT 517
Prof. Dr. med. G. Lehmann und Dr. med. J. Meyer-Delius, Dortmund
Gefäßreaktionen der Körperperipherie bei Schalleinwirkung
in Vorbereitung

HEFT 518
Dr.-Ing. H. Scheffler, Dortmund
Funktionelle Zusammenhänge der dynamischen Einflußgrößen beim handgeführten Druckluft-Abbauhammer und ihre Berücksichtigung für die Konstruktion rückstoßarmer Hämmer
in Vorbereitung

HEFT 519
Prof. Dr. phil. F. Wever, Dr. phil. W. Koch und Dr. phil. S. Eckhard, Düsseldorf
Die spektrographische Bestimmung der Spurenelemente in Stahl ohne vorherige Abbrennung
in Vorbereitung

HEFT 520
Prof. Dr.-Ing. H. Opitz, Dipl.-Ing. H. Obrig und Dipl.-Ing. P. Kips, Aachen
Untersuchung neuartiger elektrischer Bearbeitungsverfahren
in Vorbereitung

HEFT 521
Prof. Dr.-Ing. H. Opitz und Dipl.-Ing. K. E. Schwartz, Aachen
Das Abrichten von Schleifscheiben mit Diamanten
in Vorbereitung

HEFT 522
J. Lorentz und K. Brocks
Elektrische Meßverfahren in der Geodäsie
in Vorbereitung

HEFT 523
K. Eberts
Entwicklungen einiger Meßverfahren und einer Frequenz- und amplitudenstabilisierten Meßeinrichtung zur gleichzeitigen Bestimmung der komplexen Dielektrizitäts- und Permeabilitätskonstante von festen und flüssigen Materialien im rechteckigen Hohlleiter und im freien Raum bei Frequenzen von 9200 und 33000 MHz
in Vorbereitung

HEFT 524
Dr. rer. nat. S. Lockau, Emlichheim
Versuche zur Gewinnung von Kartoffeleiweiß
in Vorbereitung

HEFT 525
Prof. Dr. Dr. h.c. H. P. Kaufmann und Dr. F. Weghorst, Münster
Beiträge zur Chemie und Technologie der Fetthärtung I

HEFT 526
Dr. phil. habil. P. Hölemann und Ing. R. Hasselmann, Dortmund
Einfluß der Oberflächenbeschaffenheit der Wandung auf den Ablauf von Azetylenexplosionen
in Vorbereitung

HEFT 527
Dr. rer. nat. K. G. Müller, Hanau/W.
Wärmeübertragung auf eine Flugstaubströmung im senkrechten Rohr sowie auf eine durchströmte Schüttgutschicht
in Vorbereitung

HEFT 528
Dr. P. Ney und Dr. F. Schwarz, Köln
Physikochemische Grundlagen der Bildsamkeit von Kalken unter Einbeziehung des Begriffs der aktiven Oberfläche
Kristallchemische Betrachtung der Bildsamkeit
in Vorbereitung

HEFT 529
Dr. phil. G. Riedel, Dortmund
Messung und Regelung des Klimazustandes durch eine die Erträglichkeit für den Menschen anzeigende Klimasonde
in Vorbereitung

HEFT 530
Prof. Dr. med. O. Graf, Dortmund
Nervöse Belastung im Betrieb — I. Teil: Nachtarbeit und nervöse Belastung
in Vorbereitung

HEFT 531
Prof. Dr.-Ing. habil. K. Krekeler, Dipl.-Ing. H. Verhoeven und Dipl.-Ing. H. Ernenputsch, Aachen
Autogenes Entspannen bei niedrigen Temperaturen
in Vorbereitung

HEFT 532
Prof. Dr.-Ing. habil. K. Krekeler, Dipl.-Ing. H. Verhoeven und Dipl.-Ing. W. Krieweth, Aachen
Schutzgasschweißen mit kontinuierlich abschmelzender Elektrode von niedriglegierten Kohlenstoffstählen (Sigma-Schweißen)
in Vorbereitung

If you have any concerns about our products,
you can contact us on
ProductSafety@springernature.com

In case Publisher is established outside the EU,
the EU authorized representative is:
Springer Nature Customer Service Center GmbH
Europaplatz 3, 69115 Heidelberg, Germany

Printed by Libri Plureos GmbH
in Hamburg, Germany